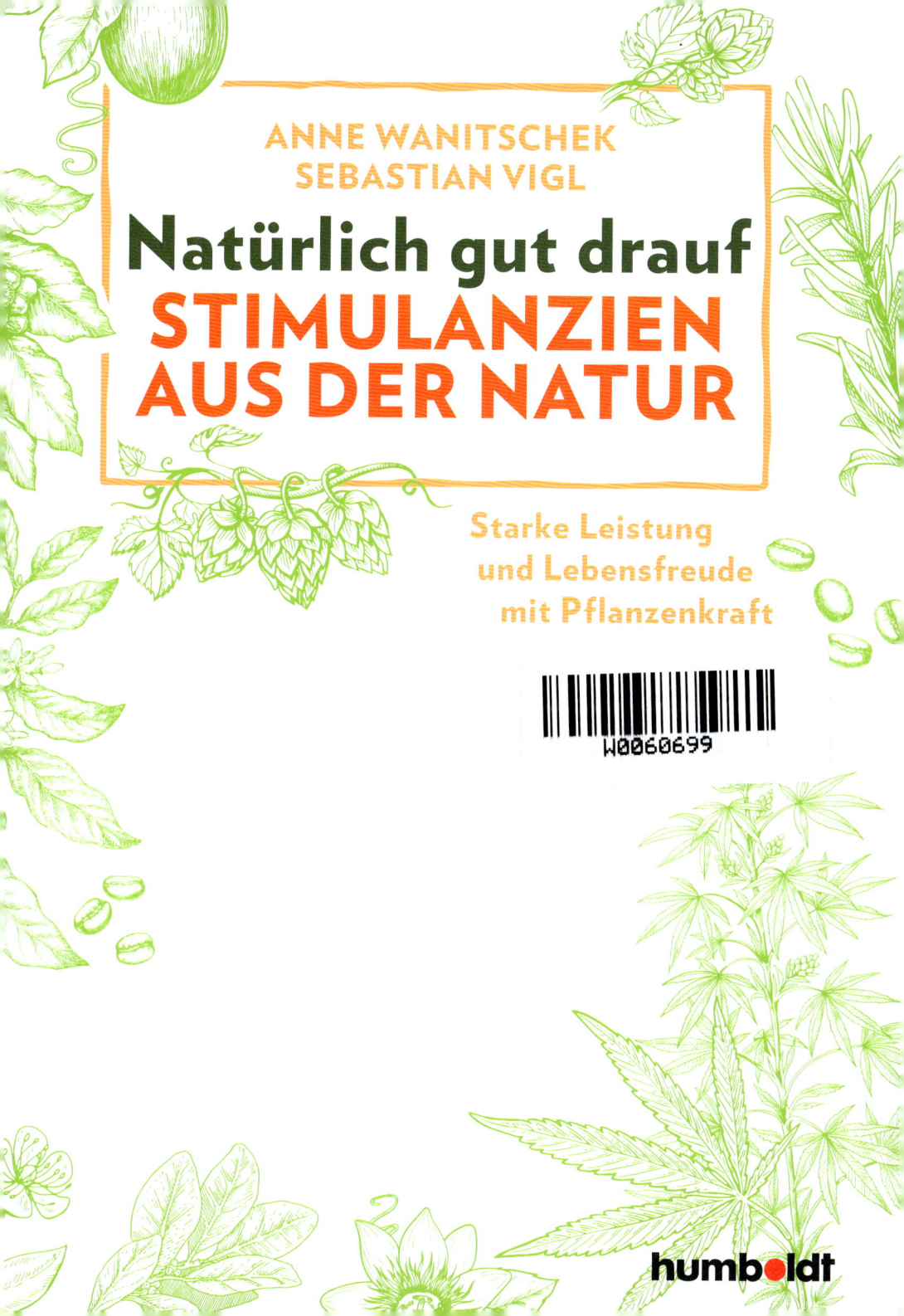

ANNE WANITSCHEK
SEBASTIAN VIGL

Natürlich gut drauf
STIMULANZIEN
AUS DER NATUR

Starke Leistung
und Lebensfreude
mit Pflanzenkraft

humb•ldt

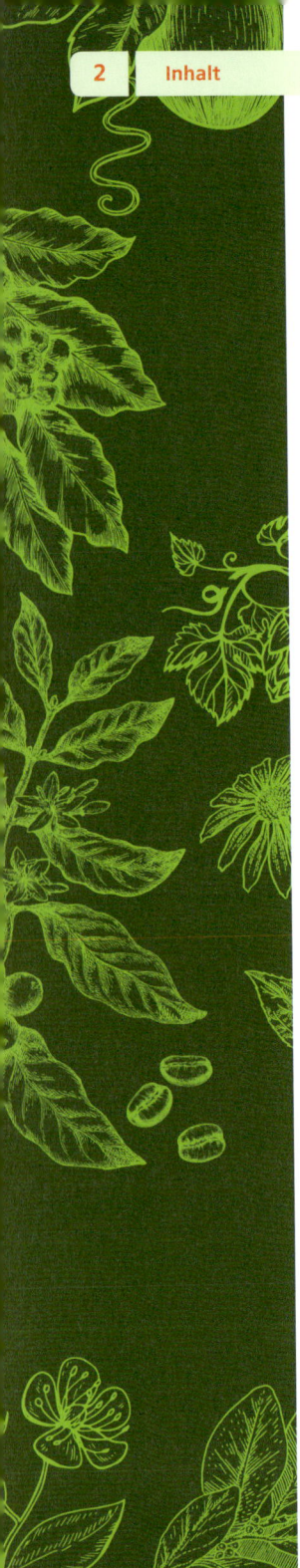

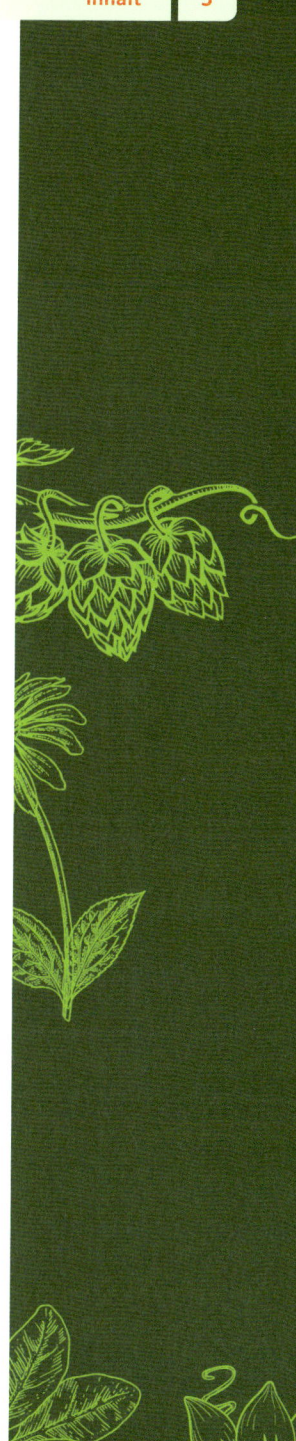

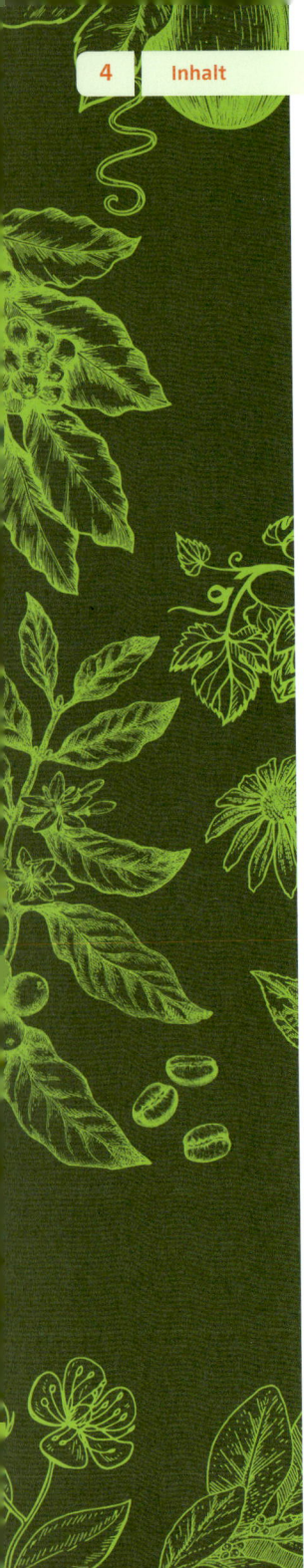

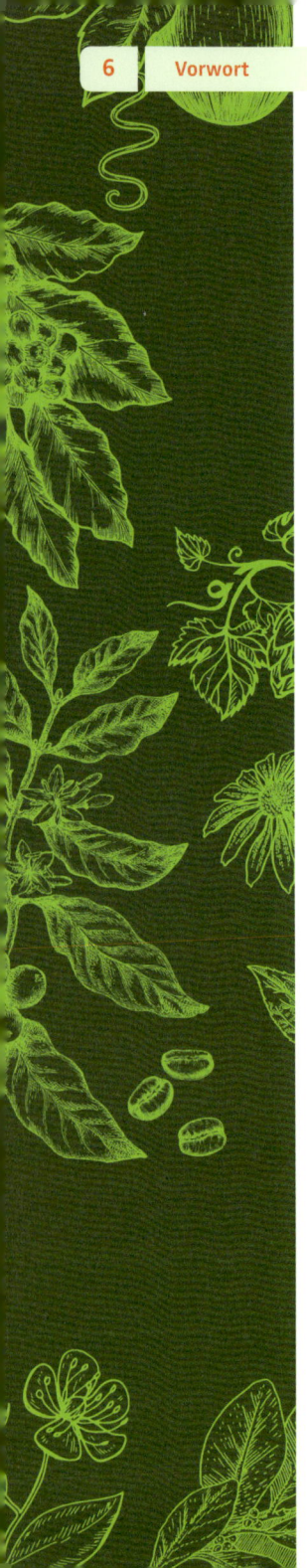

VORWORT

Liebe Leserin, lieber Leser,

wie geht es Ihnen gerade? Fühlen Sie sich den Anforderungen des heutigen Tages gewachsen? Wahrscheinlich geht es Ihnen wie uns: Wir würden gerne so vieles erreichen und machen, aber es fehlt uns oft die Zeit und Energie dafür – und manchmal auch die Lust und Motivation. Wer unsere Praxis besucht, dem geht es meist ganz ähnlich. Stress, Alter oder Krankheiten begrenzen die Ressourcen an Energie und guter Laune. Die körperliche und geistige Vitalität kommen an ihre Grenzen, während die Anforderungen in Alltag, Schule und Beruf wachsen.

Jetzt die guten Nachrichten: Sie sind nicht allein, wenn Sie sich manchmal kraft- und lustlos fühlen – und: Dagegen lässt sich etwas machen. In diesem Buch stellen wir Ihnen vor, was sich nicht nur in unserer Praxis, sondern auch in Studien bewährt hat. Einen besonderen Schwerpunkt legen wir als Heilpflanzenkundige auf die Anwendungen von Heilpflanzen.

Sie werden verschiedene Stärkungsmittel aus aller Welt kennenlernen und viel Neues über eine Heilpflanze erfahren, die Sie als solche vielleicht bis jetzt nicht gesehen haben: die Kakaobohne. In den letzten Jahren wurde aus dem Rohstoff für Schokolade und Kakao ein Geheimtipp für das Berliner Partypublikum, das auf eine gesunde Weise gute Stimmung und Energie tanken will. Von einem anderen natürlichen Stoff, der gerade im Trend liegt, haben Sie wahrscheinlich schon gehört: der Hanfwirkstoff Cannabidiol (CBD). Wir zeigen Ihnen, wie CBD Ihnen im Alltag helfen kann. Sie werden außerdem einen Pilz kennenlernen, der mittlerweile fast so wertvoll ist wie Gold – sofern er aus Wildsammlung stammt.

Doch Gesundheit und Wohlbefinden müssen nicht immer etwas kosten. Wir wollen mit diesem Buch der Überzeugung entgegenwirken, dass sich Vitalität und Lebensfreude nicht jeder leisten kann. Das ist einfach nicht richtig. Wir stellen Ihnen Methoden vor, die nicht nur in der Praxis, sondern auch in Studien deutliche Effekte zeigen und die völlig umsonst sind. Sie kosten nicht nur kein Geld, sondern auch fast keine Zeit. Wie Sie diese in Ihren Alltag integrieren können, zeigen wir mit dem vierwöchigen Dynamis-Programm.

Wir wünschen Ihnen, dass Sie von unserer Erfahrung und von unserem Wissen profitieren können. Und dass Sie in diesem Buch etwas finden, mit dem Ihnen die Dinge leichter fallen, die Sie gerne machen oder eben machen müssen. Mögen Ihnen die Methoden und Heilmittel die notwendige Energie und Lebenslust verschaffen, Ihr Potenzial zu entfalten, wenn Sie gefordert sind, sei es nun beim Arbeiten, beim Joggen, bei der Pflege von Angehörigen oder beim nächtlichen Lernen für die nächste Klausur. Bleiben Sie so auch in herausfordernden Momenten ruhig, engagiert und präsent – mit genug Kraft, dass immer noch ein wenig positive Energie übrig bleibt – und sei es nur für ein Lächeln.

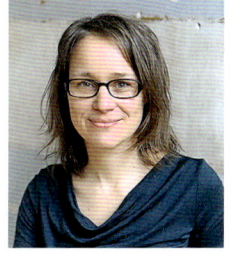

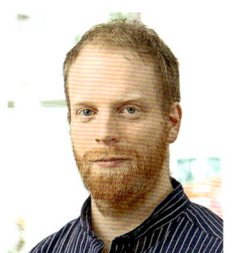

Das wünschen wir Ihnen

Anne Wanitschek und Sebastian Vigl

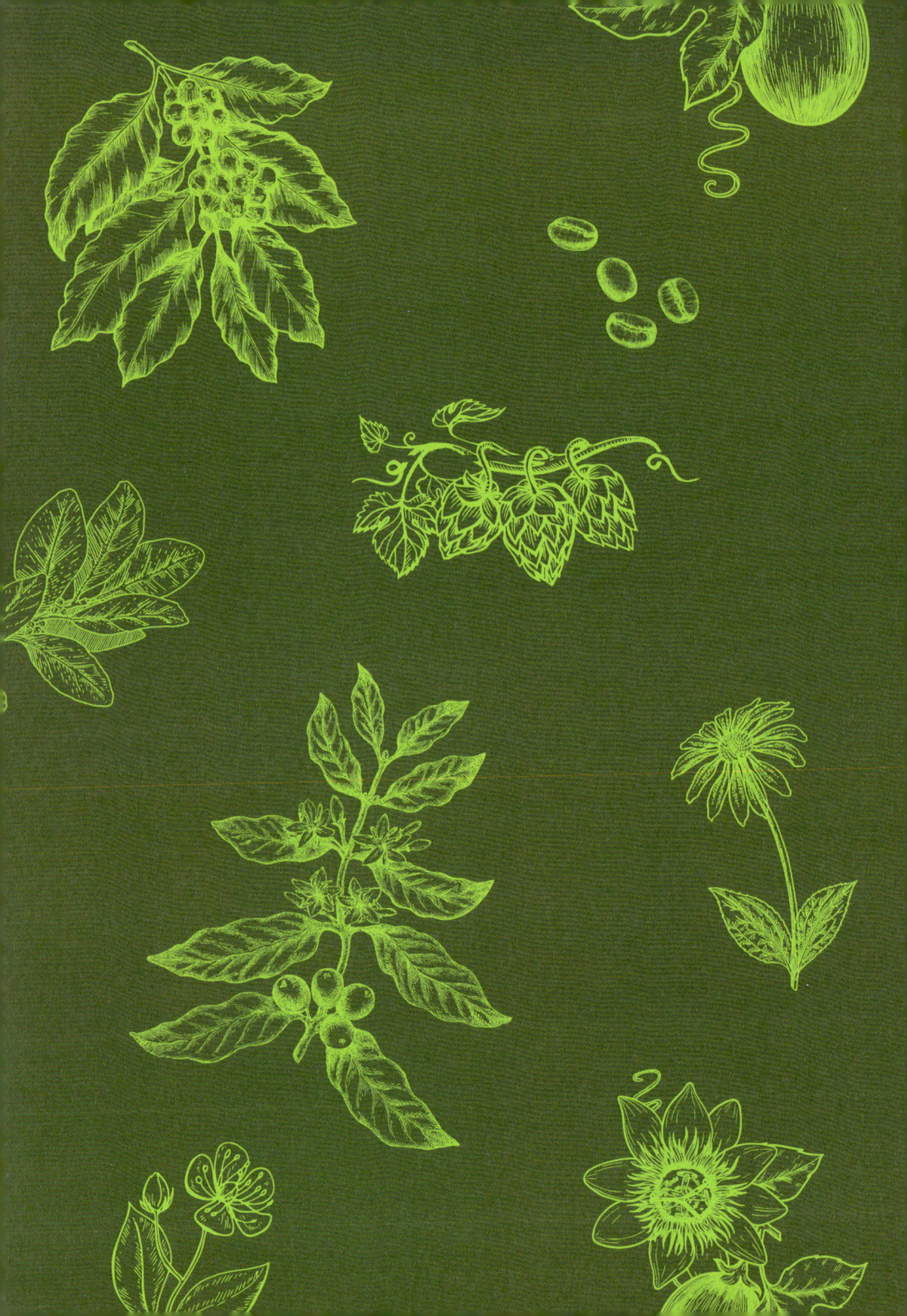

ENERGIE UND LEBENSFREUDE – ZWEI KOSTBARE GÜTER

Sicher sind Ihnen die Abenteuer von Asterix und Obelix bekannt: Dank eines Zaubertranks verfügte ein kleines gallisches Dorf über Superkräfte. So einen Zaubertrank könnten wir heute gut gebrauchen. Wir kämpfen zwar nicht gegen das römische Heer. Die Herausforderungen, die wir und andere an uns stellen, erschöpfen bisweilen jedoch unser Konto an Energie und guter Laune. In den folgenden Abschnitten sehen wir, wie häufig dieses Phänomen ist und wann Energielosigkeit Krankheitswert hat. Sie lernen zudem das Dynamis-Programm kennen, das zu einer kraftvollen Haltung führen kann – gerade wenn die Belastungen hoch sind.

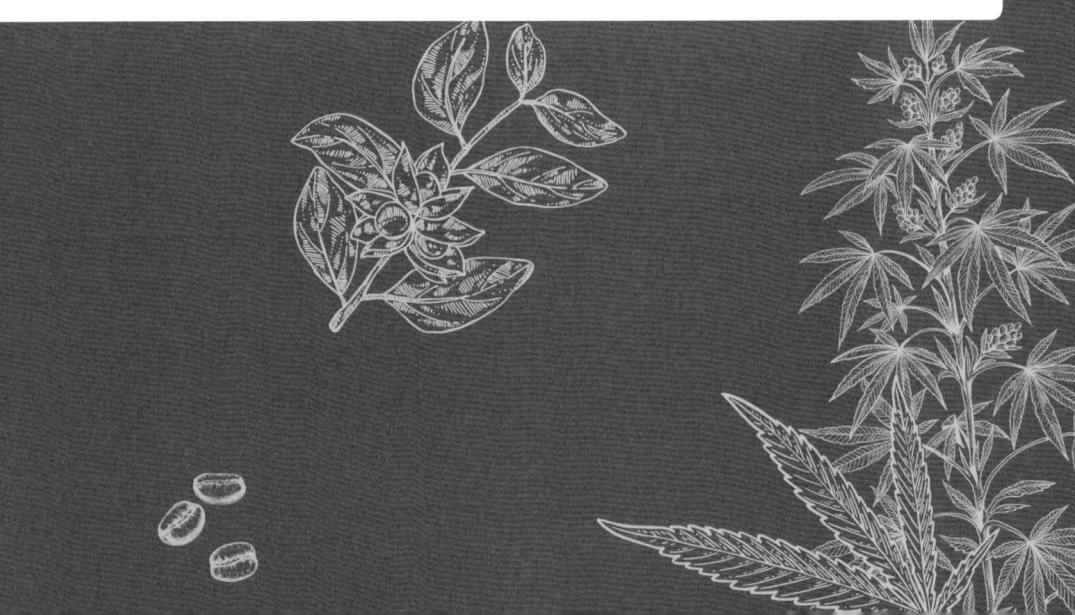

Wenn Energie und Lebensfreude fehlen

In Ihrem Körper wird tüchtig geschuftet, selbst wenn Sie jetzt in entspannter Haltung dieses Buch lesen. Der Verdauungstrakt nutzt wahrscheinlich die ruhigen Minuten, um anstehende Arbeiten zu erledigen. Vielleicht macht sich das gerade als Glucksen in Ihrem Bauch bemerkbar. Viele Muskeln sind jetzt aktiv, sie stabilisieren Ihre Körperhaltung, halten das Buch und bewegen Ihre Augäpfel vom Anfang dieser Zeile bis zu deren Ende. Damit Sie das Gelesene verstehen, senden Nervenzellen elektrische Impulse und Botenstoffe aus.

Der Treibstoff, der Energie für jede Zelle im menschlichen Körper liefert und damit all diese Prozesse möglich macht, heißt Adenosintriphosphat, kurz: ATP. Davon brauchen wir nicht wenig. Wie viel wiegen Sie? Teilen Sie Ihr Körpergewicht durch 2 und Sie haben die Menge an ATP, die Sie jeden Tag verbrauchen – ein erwachsener Mensch von 70 Kilogramm benötigt z. B. täglich ungefähr 35 Kilogramm ATP. Bei körperlicher Anstrengung kann der Bedarf enorm ansteigen, dann ist schon mal in einer Minute ein halbes Kilogramm ATP verbraucht. Zum Glück müssen wir dieses Molekül nicht jeden Tag eimerweise in uns hineinschütten, denn es wird mithilfe der Energie aus unserer täglichen Nahrung ständig auf- und abgebaut.

Das geschieht also auf molekularer Ebene, wenn wir Energie verbrauchen. Bei uns allen läuft dieser Prozess mehr oder weniger gleich effizient ab. Trotzdem sind manche von uns vitaler als andere, erholen sich schneller und bleiben unter Stress besonnener und damit effizienter. Wieso sprühen die einen vor ansteckender Lebenslust, während andere sich matt und lustlos fühlen? Oder anders gefragt: Was treibt uns wirklich an?

Für dieses Buch haben wir uns diese und ähnliche Fragen gestellt und viele Antworten gefunden. Die meisten davon stammen aus unserem naturheilkundlichen Wissensschatz aus vielen

> **!**
>
> ATP ist unser zellinterner Treibstoff – wir brauchen davon eine ganze Menge.

Jahren Praxisarbeit. Insbesondere die Pflanzenheilkunde liefert uns interessante und effiziente Optionen. Heilpflanzen waren eines der frühesten Mittel, die die Menschheit konsumiert hat, wenn etwas nicht so lief, wie es sollte. Insbesondere Heilpflanzen, die die Lebens- und Schaffenskraft wieder herstellen, waren zu allen Zeiten heiß begehrt. Schließlich war eine geistige und körperliche Fitness der entscheidende Überlebensvorteil und konnte nicht nur das eigene Überleben, sondern auch das Gedeihen einer ganzen Gemeinschaft sichern. Dieser Umstand wird z. B. in den Abenteuern der gallischen Dorfgemeinschaft rund um die Helden Asterix und Obelix dargestellt. Ohne den Spezialtrank des Druiden Miraculix wäre das Dorf der römischen Übermacht nicht überlegen gewesen. Genau wie der Druide in den Comics genossen jene, die ihre seelische und körperliche Energie mit Heilpflanzen stärken konnte, hohes Ansehen und Macht.

Dieses Phänomen findet sich rund um den Globus. Heilkräuterwissen war in allen Kulturkreisen, vor allem wegen der Lebenselixiere, hoch geschätzt. Es ist nicht verwunderlich, dass Rezepturen, die alte Menschen wieder jung und schwache wieder stark machen konnten, oft streng geheim gehalten wurden. Sie wurden oft nur mündlich an wenige Personen weitergegeben, nur ein kleiner Teil der Bevölkerung hatte Zugang zum Heilpflanzenwissen.

!

Lebenselixiere waren stets die besondere Domäne von Kräuterkundigen.

Zu unserem Glück ist das heute nicht mehr so. Heilpflanzenwissen ist nicht mehr nur einem kleinen Personenkreis vorbehalten. Jeder kann auf Heilpflanzen zurückgreifen, die seit Jahrhunderten als stimulierende Mittel eingesetzt werden. Zudem können wir auf moderne Forschungsergebnisse zurückgreifen, die deren tonisierende Wirkung bestätigen und erklären. Die folgende Aufzählung zeigt, dass Heilpflanzen uns auf verschiedene Weise stimulieren können.

Wie Heilpflanzen die Energie und Lebensfreude beeinflussen können
- Aktivierung des zellinternen Energiestoffwechsels
- Regulation der Stressantwort
- Stärkung der Regenerationskräfte
- Belebung des zentralen Nervensystems
- Aktivierung des Immunsystems
- Mobilisierung von Glücks- oder Sexualhormonen
- Beeinflussung von Botenstoffen im Gehirn
- Förderung der Durchblutung
- Verbesserung der Nährstoffaufnahme
- Epigenetische Regulation (Aktivierung von Genen, die Gesundheit und Wohlbefinden steuern)
- Antiaging-Wirkung

!

Viele pflanzliche Stärkungsmittel aktivieren mehrere Körpersysteme.

Die meisten Heilpflanzen, die wir kennenlernen werden, wirken auf mehrere dieser Bereiche. Das ist überaus hilfreich, denn oftmals lässt sich leider nicht genau ermitteln, warum ein Mensch sich energie- oder lustlos fühlt oder welcher Ansatz ihn am besten stimulieren würde. Nicht selten sind es mehrere „Baustellen", die uns in unserer Lebendigkeit und Kraft limitieren. Dann sind Heilpflanzen, die mehrere Körpersysteme unterstützen, ein Segen. Zudem sind sie meist gut verträglich und lassen sich mit anderen naturheilkundlichen und schulmedizinischen Therapien oder Verfahren kombinieren.

Es ist nicht verwunderlich, dass pflanzliche Stärkungsmittel heute sehr gefragt sind. Viele Menschen wünschen sich eine möglichst nebenwirkungsarme und natürliche Unterstützung im Alltag, um Gesundheit, Leistung und Wohlbefinden zu unterstützen. Damit Sie die passende Heilpflanze für sich finden, haben wir diese nach ihrer Hauptwirkung sortiert. Wer z. B. seinen Gehirnstoffwechsel optimieren will, findet entsprechende Heilpflanzen im Kapitel „Pflanzliches Neuroenhancement: das Gehirn natürlich dopen". Andere Kapitel beschäftigen sich mit der pflanzlichen Stärkung von körperlicher Leistungsfähigkeit, seelischem Befinden und Stimmungslage, Schlaf, Immunsystem und sexueller Aktivität. Auf unserer pflanzenheilkundlichen Entdeckungsreise erkunden wir beinahe alle Kontinente.

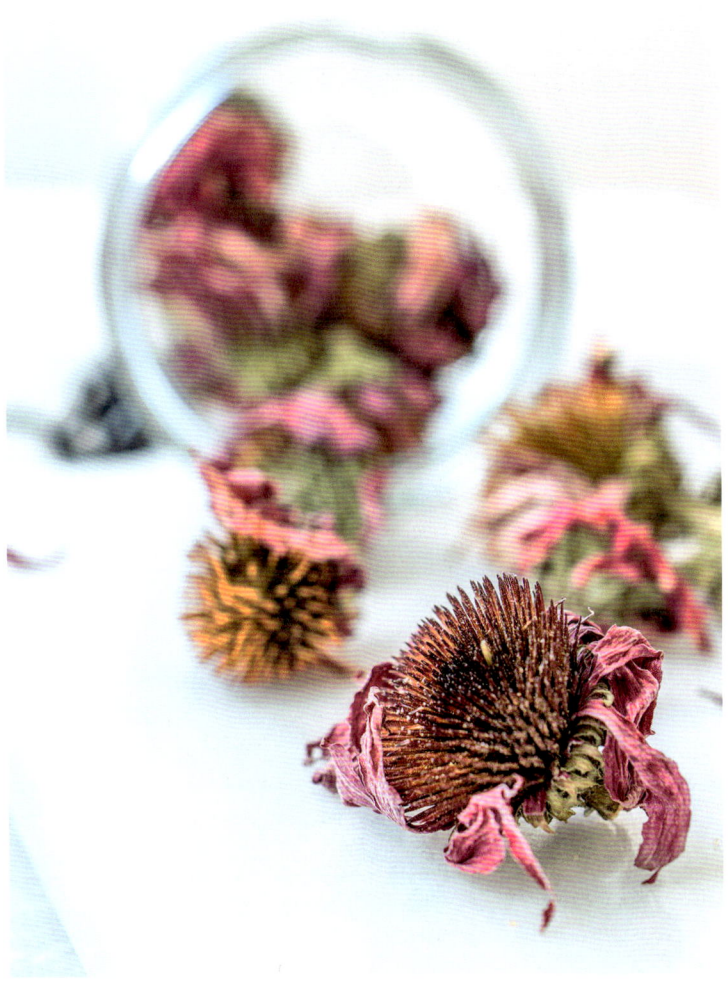

Der in den USA beheimatete Purpur-Sonnenhut (Echinacea purpurea) zählt zu den bekanntesten pflanzlichen Immunstimulanzien.

Einige der Stationen unserer gemeinsamen pflanzenheilkundlichen Weltreise

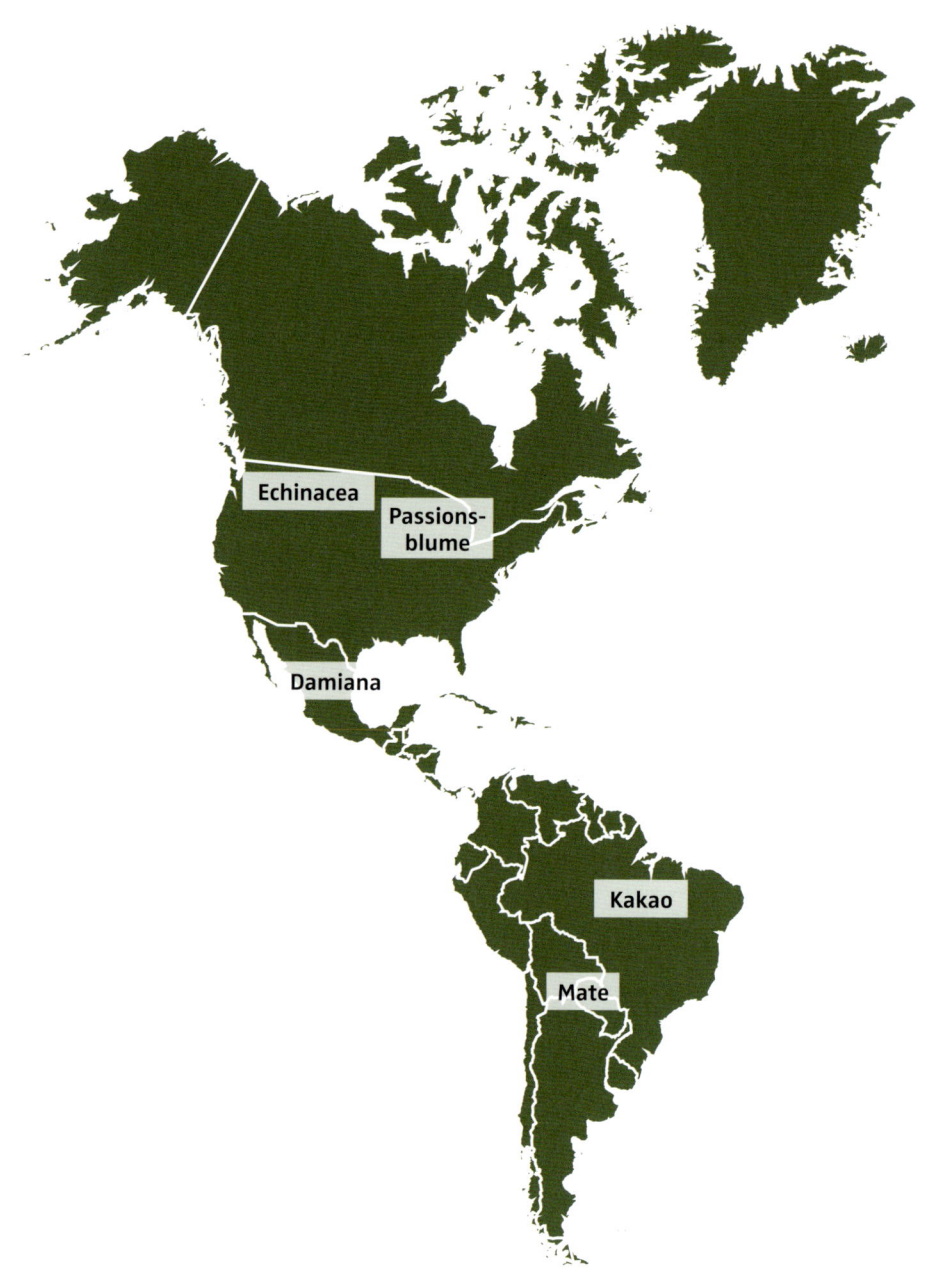

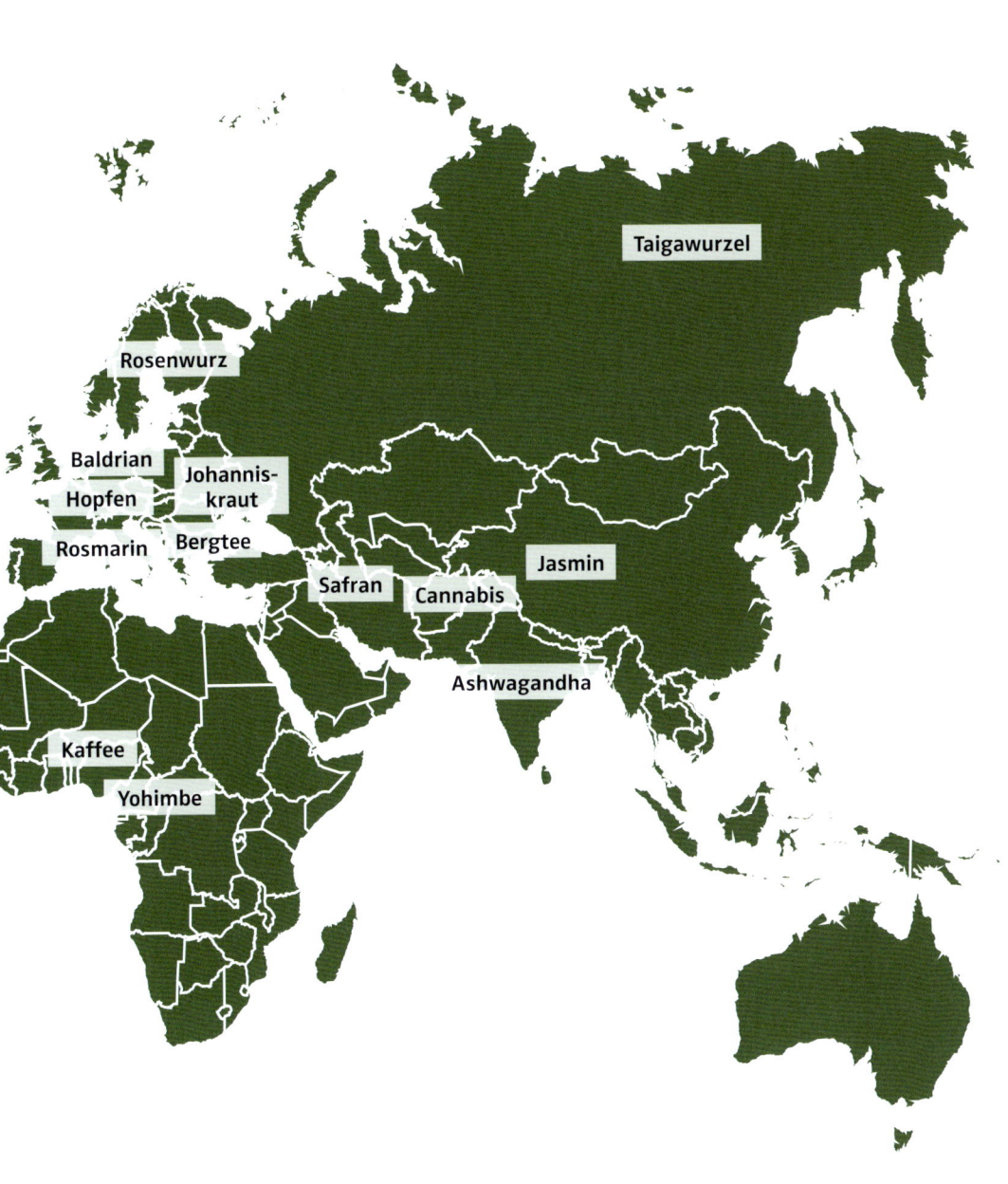

Positive Gefühle spenden Energie

!

Positive Gefühle sind unser innerer Antrieb.

Viele der Heilpflanzen aus obiger Weltkarte beeinflussen direkt oder indirekt unser Wohlbefinden. Wie wir uns fühlen, ist keine Nebensache. Wie wir handeln und entscheiden, wird meist von unseren Gefühlen bestimmt, selbst bei sehr rationalen Menschen. Umgekehrt zielen viele unserer Handlungen darauf ab, dass wir uns besser fühlen. Wir wiederholen dabei oft Dinge, die uns in der Vergangenheit Freude oder andere positive Gefühle bereitet haben. Dies beeinflusst unseren Mode- und Musikgeschmack oder die Art von Gesprächen, die wir führen. Meist sind wir uns dessen gar nicht bewusst, aber wir bemühen uns mit den meisten unserer Handlungen, unsere Gefühlswelt zu beeinflussen.

Können Sie ein solches Verhalten bei sich beobachten, etwa beim Griff zum Smartphone oder zur Kaffeetasse? Bewusst und unbewusst versuchen wir also beinahe ununterbrochen dafür zu sorgen, dass wir uns gut fühlen. Dafür investieren wir jede Menge Energie, und diese Investition zahlt sich aus, denn ein glücklicher Seelenzustand verschafft uns wiederum Energie. Wenn wir uns gut fühlen, fühlen wir uns nicht nur den Widrigkeiten gewachsen, wir sind es meist auch. Daher sind positive Gefühle wie Glück, Heiterkeit, Dankbarkeit, Liebe und Zuversicht unser innerer Antrieb. Und Sie kennen das wahrscheinlich auch, wie es sich anfühlt, wenn diese positiven Gefühle fehlen. Wenn Sie sich niedergeschlagen fühlen. Einfachste Handlungen fallen plötzlich schwer, der Körper scheint energielos.

Erschöpft und lustlos: die besorgniserregende Volkskrankheit

Wenn wir uns energielos fühlen, kann sich dies auf drei Ebenen zeigen, wie die folgende Tabelle veranschaulicht. Die verschiedenen Symptome können sich gegenseitig verstärken, so kann ein körperliches Unwohlsein Ängste, Niedergeschlagenheit oder

Reizbarkeit verstärken. Wahrscheinlich kennen Sie einige der Symptome aus Ihrem eigenen Alltag und Sie konnten schon beobachten, wie diese sich während einer kurzen oder längeren Ruhephase verbessern.

Wie sich Erschöpfung und Energielosigkeit zeigen können

KÖRPERLICHE EBENE	GEISTIGE EBENE	SEELISCHE EBENE
Verspannungen	Müdigkeit	Stimmungstief
Muskelschmerzen	Konzentrationsstörungen	Niedergeschlagenheit
Gliederschmerzen	Verringerte Aufmerksamkeit	Antriebslosigkeit
Rückenschmerzen	Wortfindungsstörungen	Reizbarkeit
Infektanfälligkeit	Verringerte Merkfähigkeit	Selbstzweifel
Schwächegefühl		Ängste
Unwohlsein		
Schlafstörungen		

Immer mehr Menschen leiden leider an wiederkehrenden oder anhaltenden Erschöpfungssymptomen. Diese können zu einer zusätzlichen Belastung werden und das berufliche oder soziale Leben erschweren. Erfahrungsgemäß kommt zuerst das soziale und private Leben zu kurz, dort nehmen Betroffene Einbußen in Kauf, um den Erfolg im Studium oder den Beruf nicht zu gefährden. So geben in Deutschland 41 Prozent der Beschäftigten an, sich aufgrund von arbeitsbedingter Erschöpfung wenig um private und familiäre Angelegenheiten kümmern zu können. Insgesamt leiden aber deutlich mehr Beschäftigte unter den Anforderungen am Arbeitsplatz. Laut einer Umfrage der Pronova BKK fühlen sich fast neun von zehn Deutschen von ihrer Arbeit gestresst. Unter anhaltenden oder wiederkehrenden Beschwerden wie Rückenschmerzen, innerer Anspannung und Lustlosigkeit leidet mehr als die Hälfte der beschäftigten Personen. Die Hauptgründe für diese alarmierenden Zahlen sind steigender Termindruck, emotionaler Stress etwa mit der Kundschaft oder durch

!

Ein Viertel der Bevölkerung klagt über anhaltende Erschöpfungssymptome.

ein schlechtes Arbeitsklima und die ständige Erreichbarkeit durch die Digitalisierung der Arbeitswelt.

Erschwerend kommt noch hinzu, dass viele Menschen trotz schwerer Erschöpfungssymptome Studium oder Beruf weiterverfolgen und damit wichtige Warnsignale des Körpers missachten. Sie haben Angst, etwas zu verpassen, ihre Stellung zu verlieren oder durch eine Diagnose stigmatisiert zu werden. Erschöpft zu sein, passt manchmal nicht zum Bild, das man von sich hat und gerne nach außen tragen möchte. Laut der Weltgesundheitsorganisation WHO führt dies u. a. dazu, dass 50 Prozent der schweren Depressionen nicht behandelt werden. Die Betroffenen suchen ihr Heil oft in Drogen, Alkohol oder anderen Süchten und verschlimmern damit meist die Beschwerden.

Das Burnoutsyndrom rechtzeitig erkennen

Es ist wichtig, erste Anzeichen, die auf ein Burnoutsyndrom hindeuten, zu erkennen und ernst zu nehmen. Das fällt nicht immer leicht. Leider sind gerade häufig solche Menschen von einem Burnout betroffen, die eigene Symptome zugunsten von Karriere oder Studium vernachlässigen. Sie sehen typischerweise die Ursache wie Job, familiäre Situation oder Studium als Problem, und weniger ihre Beschwerden. Sich helfen zu lassen, empfinden sie oft als Schwäche. Ein Burnout kann sich dabei mit unterschiedlichen Symptomen ankündigen. Häufig berichten Betroffene von einem diffusen Gefühl, dass etwas nicht in Ordnung ist. Dieses kann von Ängstlichkeit und körperlichen Beschwerden wie Rückenschmerzen, Schlafstörungen oder Verdauungsbeschwerden begleitet sein. Stress wird typischerweise zunehmend schlecht vertragen, die auslösende Situation wird als bedrückend oder bedrohlich empfunden.

!

Häufige körperliche Beschwerden sind Rückenschmerzen, Schlafstörungen und Verdauungsbeschwerden.

Typische Symptome eines Burnouts

- Gefühl der Überforderung und Erschöpfung. Die tägliche Arbeit erscheint nicht mehr zu bewältigen, die Entspannung nach der Arbeit fällt schwer.
- Leistungseinbruch. Körperliche und geistige Leistungsfähigkeit nehmen ab, die Arbeit gelingt nicht mehr richtig.
- Sinnverlust. Die alltägliche Arbeit erscheint nicht mehr sinnvoll, der Alltag ist anstrengend und macht keinen Spaß mehr.
- Rückzug. Viele Betroffene vernachlässigen ihr soziales Umfeld und Hobbys.

Wer seine eigenen Grenzen erkennt, tut sich und seinem Umfeld etwas Gutes. Hilfe in Anspruch zu nehmen, ist kein Anzeichen von Schwäche, im Gegenteil: Es erfordert eine große Portion Mut, inmitten einer Gesellschaft, in der wir uns vor allem durch unsere Leistung definieren und gegenseitig respektieren, zu sagen, dass es uns zu viel ist. Es benötigt Mut, ehrlich zu sein. Und den Mut, die Rüstung der Unbesiegbarkeit, die man sich und anderen vorgespielt hat, abzulegen – sich so zu zeigen, wie man ist: verletzlich und besiegbar.

Doch dieser Mut wird belohnt! Wir sehen immer wieder, dass der erste Schritt, um das Steuerruder seines Lebens wieder fest in den Händen zu halten, ist, sich einzugestehen, dass man dieses eben aus den Händen verloren hat. Das offene Eingestehen der Energielosigkeit wird zum ersten Schritt für das Wiederlangen der Kraft. Diese radikale Ehrlichkeit ist nicht nur bei Überforderung und drohendem Burnout hilfreich. Sie ist ein in jüngster Zeit wiederentdecktes Rezept für ein glückliches und erfülltes Leben. Einfühlsam beschäftigt sich u. a. die US-amerikanische Autorin Brené Brown mit diesem Thema. Im Anhang empfehlen wir Ihnen eines ihrer Bücher.

> **!**
>
> Das Eingestehen der eigenen Schwäche ist ein Zeichen von Mut und Kraft.

Weitere Erkrankungen, die mit Erschöpfung oder Freudlosigkeit einhergehen

Mangelnde Energie und fehlende Lebensfreude sind häufige Symptome, sie sind Teil unseres Lebens. Wenn sie unverhältnismäßig lange andauern oder in keinem Verhältnis zu unseren Belastungen stehen, kann eine Krankheit hinter den Beschwerden stecken. Eine sehr häufige Ursache ist eine Depression. Eine psychische Erkrankung, für die neben gedrückter Stimmung, Freudlosigkeit und Antriebsmangel auch Schuldgefühle, vermindertes Selbstwertgefühl und Hoffnungslosigkeit typisch sind. Ähnlich wie das Burnoutsyndrom wird die Depression häufig noch stigmatisiert, was leider dazu führen kann, dass Betroffene keine oder nicht ausreichende Hilfe in Anspruch nehmen.

Schwere Energielosigkeit ist auch ein Symptom vieler körperlicher Erkrankungen. Sie kann bei verschiedenen rheumatischen Erkrankungen, Multipler Sklerose, Autoimmunerkrankungen, Erkrankungen des Hormonhaushaltes, Fibromyalgie, Krebs und schweren Erkrankungen der Lunge und des Herzens auftreten. Ein Sonderfall ist das chronische Erschöpfungssyndrom, das Chronic Fatigue Syndrom, kurz: CFS. Hierbei wird die krankhafte Erschöpfung in Zusammenhang mit Regulationsstörungen des Nerven- und Immunsystems in Verbindung gebracht. Keine Erkrankung ist hingegen die sogenannte Altersschwäche, sie tritt bei älteren Menschen auf und geht mit einem Nachlassen der geistigen und körperlichen Kräfte einher.

Schlechte Nachrichten rauben Energie

Wir sehen in unserer Praxis täglich Menschen, denen die Energie fehlt. Dabei haben wir einiges gelernt. Diese wichtige Lektion hat auch dazu geführt, dass wir den oberen Abschnitt besonders dramatisch geschrieben haben: Wir haben Adjektive wie „alarmierend" und „besorgniserregend" gebraucht und diese mit beeindruckenden Zahlen verknüpft, um Ihnen etwas ganz Wesentliches zu demonstrieren: Wir leiden unter zunehmender Überforderung und Erschöpfung. Vielleicht wurde Ihnen beim Lesen der einleitenden Abschnitte unwohl, vielleicht haben sich schon bestehende Stress- oder Erschöpfungssymptome verstärkt? Das kommt daher, dass negative Schilderungen unser Stresssystem aktivieren und uns damit ebenfalls Energie rauben.

Schlechte Nachrichten sind ein Magnet, sie ziehen unsere Aufmerksamkeit an. Aus Sicht der Evolutionsforschung macht das Sinn: Um zu überleben, mussten unsere Vorfahren auf Warnungen ihrer Artgenossen meist umgehend reagieren, um zu überleben. Diesen Umstand machen sich Medienverlage schon lange zunutze, und heute auch soziale Medien oder Blogs. Negative Nachrichten alarmieren uns, selbst wenn sie uns wenig oder gar nicht betreffen. Studien zeigten, dass Augenzeugen von Unfällen oder anderen schicksalhaften Ereignisse oft weniger Stress ausgesetzt waren als diejenigen, die an einem anderen Ort der Welt darüber lasen.

Sie kennen das sicher: Sie blicken in die Zeitung oder auf die Timelines Ihrer Social-Media-Plattformen, und schon beanspruchen negative Meldungen Ihre Aufmerksamkeit. Ihr Körper reagiert jedes Mal mit einer Stressreaktion, die Energien verbraucht. Das kann dazu führen, dass wir uns nach dem Konsum von Nachrichten nicht nur erschöpft fühlen – wir sind es tatsächlich. Der Daueralarm von dramatischen Meldungen kann unsere Psyche und unseren Körper langfristig negativ beeinflussen, uns nicht nur Kräfte, sondern auch Zuversicht und gute Laune rauben. Wenn Sie das ändern möchten, empfehlen wir Ihnen den sogenannten konstruktiven Journalismus. Im Anhang finden Sie einen entsprechenden Buchtipp.

Wir wollen uns ein Beispiel am konstruktiven Journalismus nehmen und uns den Rest des Buches vor allem mit Lösungen anstatt mit Problemen beschäftigen. Dabei legen wir den Fokus auf naturheilkundliche Ansätze. Wir werden Ihnen aber auch

!

Negative Schilderungen und Nachrichten aktivieren unser Stresssystem.

!

Konstruktiver Journalismus ist eine Antwort auf die oft überfordernde negative Berichterstattung.

viele Bücher empfehlen, die weitere Aspekte, die wir für sehr sinnvoll halten, vertiefen.

Der Stress mit der Selbstoptimierung und der gesunde Lebensstil

Körper und Geist wachsen mit ihren Aufgaben. Wer beide regelmäßig trainiert, hält sie frisch und leistungsbereit. Es ist hilfreich, auf seine Ernährung zu achten, für entspannende Regenerationsphasen zu sorgen und sich regelmäßig zu bewegen. Vorstellungen, wie ein gesunder Lebensstil auszuschen hat, wurden im letzten Jahrzehnt allzu schnell neurotische Kulte. Statt uns einfach etwas Gutes zu tun, laufen wir unrealistischen Idealen hinterher und machen aus orientierenden Empfehlungen fordernde Lifestyle-Ideologien. Dem eigenen Ideal gerecht zu werden, ist dann aber leider verdammt schwierig bis unmöglich. Wir sehen auch nach langem, hartem Training nicht so aus wie die Sternchen in Illustrierten oder auf Instagram. Wir alle sind weniger fit, schön oder entspannt, als wir es gerne sein würden. Zu diesem Frust gesellen sich oft Schuldgefühle, nicht konsequent genug zu sein, das Training und Vorsätze vernachlässigt oder der Schokolade am Vortag nicht entsagt zu haben.

!

Übertriebene Selbstoptimierung kann unsere Lebenslust und -energie schmälern.

Mit diesem Buch wollen wir Sie einladen, sich nicht mit dieser Selbstoptimierung zu stressen. Sie sind sicher schon genug beansprucht. Auf diese zusätzliche Belastung können Sie gerne verzichten. Sicher, ein gesunder Lebensstil hilft, dass wir fit und gesund bleiben. Dazu zählen wir:

- eine abwechslungsreiche Ernährung mit vielen Ballaststoffen, Gemüse, hochwertigen pflanzlichen Ölen (z. B. Lein-, Hanf- oder Olivenöl) und Obst sowie wenig Fleisch (Buchtipp von Prof. Dr. med. Andreas Michalsen im Anhang)
- die Reduktion von Zucker, tierischen und gehärteten Fetten sowie Alkohol
- selbst kochen statt Fertiggerichte

- regelmäßige körperliche Bewegung
- Verzicht auf Zigarettenkonsum
- nährende soziale Kontakte
- ausreichend Schlaf

Diese Empfehlungen sind Ihnen sicher bekannt, und wahrscheinlich beherzigen Sie schon viele davon. Das ist gut so! Bei manchen tun Sie sich vielleicht schwer, auch das ist okay. Keiner von uns ist perfekt, und keiner von uns wird die Perfektion durch einen optimalen Lebensstil erreichen. Keiner von uns wird durch die richtige Kombination aus Smoothies, Nahrungsergänzungsmitteln, Yoga und Superfood unsterblich oder unbesiegbar. Lassen Sie uns realistisch bleiben.

Was wirklich optimiert werden muss

Die Deutschen geben nichtsdestotrotz mitunter sehr viel Geld für Selbstoptimierung aus. Der Markt für Spiritualität und Nahrungsergänzungsmittel boomt. Davon profitieren vor allem die entsprechenden Firmen und Unternehmer, die ihre Produkte geschickt vermarkten. Freundlich lächelnde, meist hübsche junge Menschen preisen sie an. So wie diese Menschen wären auch wir gerne – und greifen zum Produkt. Wir alle wären gerne oft schneller, kraftvoller, glücklicher, erfolgreicher, als wir es sind. Wir fühlen uns schnell unzureichend und bekommen in der modernen Leistungsgesellschaft leider zu häufig scheinbar bestätigt, wir seien nicht gut genug. Wir bekämen Arbeit, Familie, Freizeit und Freunde nicht perfekt genug unter einen Hut. Unsere Work-Life-Quality-Balance ist deswegen wie eine quietschende Wippe, immer fehlt irgendetwas – Zeit, Geld, Energie. Wir lassen uns das aber nicht anmerken, denn wir denken oft: Das geht nur mir so, die anderen kriegen das hin. Das stimmt aber nicht. Wenn uns etwas vereint, dann ist es das Gefühl, nicht gut genug zu sein.

!

Nicht gut genug sein: ein Lebensgefühl, das die meisten von uns verbindet.

Vielleicht tröstet es Sie, dass wir alle im selben Boot sitzen. Die Anforderungen, die an uns gestellt werden, sind enorm. Die Burnoutkarrieren beginnen heute schon während der Schulzeit, oft schon vor dem Gymnasium. Unternehmen beuten ihre Angestellten aus und verteilen immer mehr Aufgaben auf immer weniger Menschen; Selbstständige beuten sich selbst aus. Daran muss sich etwas ändern. Es ist zwar richtig, dass wir hier bei uns beginnen müssen – doch müssen wir nicht uns, sondern vielmehr unsere Einstellung ändern. Es ist Zeit, dass wir Frieden schließen mit dem, was wir sind. Wir verlieren zu viel wertvolle Energie, indem wir ständig gegen unser unmittelbares Erleben und Sein ankämpfen. Uns anders haben wollen, als wir sind. Es ist nichts falsch daran, dass wir nicht unserem oder einem fremden Ideal entsprechen.

> **!**
>
> Wir schwächen uns, wenn wir unsere Schwächen nicht akzeptieren lernen.

Mit dem nachfolgenden Dynamis-Programm können wir beginnen, mit all unseren vermeintlichen Fehlern, Schwächen und Begrenztheiten Frieden zu schließen. Wir setzen Kraft frei, wenn wir uns nicht zwingen, einem eigenen oder fremden Ideal zu entsprechen, sondern unsere Einzigartigkeit schätzen lernen. Sie kennen wahrscheinlich das Sprichwort: „Wer einen Freund ohne Fehler sucht, bleibt ohne Freund." Das gilt auch für unser Verhältnis zu uns selbst. Wenn wir uns so akzeptieren und würdigen, wie wir sind, schließen wir Freundschaft mit uns selbst.

DAS DYNAMIS-PROGRAMM FÜR MEHR ENERGIE UND LEBENSFREUDE

Sie haben sich wahrscheinlich für dieses Buch entschieden, weil auch Sie sich Unterstützung bei Ihren Herausforderungen wünschen. Weil Sie die Anforderungen Ihres Lebens mit mehr Elan, körperlicher Kraft und geistiger Frische meistern möchten. Dafür werden Sie Rezepturen und Empfehlungen finden, die sich in Studien und in der Praxis bewährt haben. Was Sie in diesem Buch nicht finden werden, sind Zaubertränke – Zaubertränke, die Sie mit übermenschlichen Kräften ausstatten oder zu etwas anderem machen, als Sie jetzt sind. Die Pflanzen aus diesem Buch verwandeln niemanden. Wer sie anwendet, wird morgen nicht den Berliner Marathon gewinnen, wenn er heute im Treppenhaus nach drei Stockwerken schwer ins Atmen kommt. Ja, unsere Pflanzen können einiges, doch verwandeln werden Sie sie nicht. Das können nur Sie.

In diesem Kapitel zeigen wir Ihnen zusätzlich auf, wie Sie lernen können, aus sich heraus belastbarer zu werden, ohne Geld dafür ausgeben zu müssen. Dafür ist es hilfreich, wenn Sie sich dieses Kapitel öfter mal zur Hand und die entsprechenden Empfehlungen regelmäßig zu Herzen zu nehmen.

Das Dynamis-Programm ist kein Muss, die Pflanzen in diesem Buch helfen auch so. In unserer Praxis sehen wir jedoch häufig, wie wichtig es ist, dass diese innere Arbeit für mehr Selbstwirksamkeit mit der Hilfe von außen – ob durch Mate, Rosmarin oder Kakao und all die anderen Pflanzenkräften, die wir Ihnen im Hauptteil unseres Buches vorstellen – Hand in Hand geht.

!

In unserer Praxis sehen wir, wie sich Pflanzenkraft und eine positive innere Einstellung gegenseitig beflügeln und Raum für nachhaltige Veränderungen schaffen.

Raus aus der Ohnmacht – die Selbstwirksamkeit stärken

Die in diesem Buch empfohlenen Heilpflanzen und Naturheilmittel sorgen für mehr Energie, Leistung und gute Laune. Ihre Einnahme hat aber einen kleinen Haken: Sie kann das Gefühl verstärken, ständig auf Hilfe von außen – und sei es nur der tägliche Kaffee – angewiesen zu sein. Wir trauen uns dann selbst immer weniger zu. Wir glauben, wir könnten Herausforderungen und Schwierigkeiten nicht mehr aus eigener Kraft schaffen. Dadurch entstehen Abhängigkeiten und Misstrauen in die eigenen Fähigkeiten. Das wäre schlecht, das wünschen wir Ihnen nicht – daher möchten wir Sie einladen, zunächst unser kleines Dynamis-Programm für sich zu entdecken. Wir stellen es den übrigen Empfehlungen voran, damit Sie es im Weiteren um die speziell für Sie und Ihre Situation passende Pflanzenkraft ergänzen können. Auf diese Weise stärken Sie sich und Ihre Lebenskraft ganzheitlich und deswegen auch nachhaltig.

> **!**
>
> Das Dynamis-Programm steigert die Selbstwirksamkeit.

Das Dynamis-Programm lässt sich sofort umsetzen und fördert zusätzlich u. a. Ihre Selbstwirksamkeit. Damit wird in der Psychologie die Überzeugung eines Menschen bezeichnet, Belastungen und Herausforderungen aus eigener Kraft zu bewältigen. Das wünschen wir Ihnen. Sie sollen sich den Herausforderungen und Schwierigkeiten Ihres Lebens gewachsen fühlen – daher der Name des Programms: In der griechischen Sprache steht „dynamis" für Kraft, Vermögen und Elan. Mit dem Dynamis-Programm können wir lernen, aus uns selbst heraus Lösungen für Probleme zu schaffen. Dies wiederum schafft Motivation und Selbstvertrauen. Und nebenbei werden wir vielleicht zu einem freundlicheren Menschen, in dessen Nähe sich andere wohlfühlen.

Das Dynamis-Programm bietet zudem noch eine wichtige Schutzfunktion, es ermöglicht einen gesunden Umgang mit pflanzlichen Aufputschmitteln. Diese können nämlich missbraucht werden, wie wir in unserer Praxis sehen. Dies gilt insbesondere für Burnoutgefährdete. Diese setzen pflanzliche Aufputschmittel oft ein, um sich noch mehr zu verausgaben und damit zu schädigen. Das Dynamis-Programm kann dem entgegenwirken, indem es einen achtsamen Umgang mit den eigenen Ressourcen fördert.

Vielleicht haben Sie so ein Programm schon mal versucht und waren damit nicht wirklich erfolgreich. Wir alle sind eher faul, wenn es darum geht, uns zu ändern. Besser gesagt: Unser Gehirn ist faul. Wenn uns das klar ist, können wir diesen Umstand für uns nutzen.

> Unser Gehirn ist faul, es greift auf Gewohnheiten zurück. Das können wir ausnützen.

Gutes zur Gewohnheit werden lassen

Unsere Gehirne arbeiten energiebewusst. Sie haben zwar einen hohen Verbrauch an Energie, versuchen aber, möglichst sparsam zu arbeiten. Dabei helfen Gewohnheiten. Gewohnheiten sind feste Verhaltensmuster, die in unserem neuronalen System abgespeichert sind. Das Gehirn greift auf diese Verhaltensmuster zurück, um nicht für jede Situation eine neue Lösung berechnen zu müssen. Dank der Gewohnheiten müssen wir nicht jeden Morgen neu lernen, wie wir unser Frühstück zubereiten. Untersuchungen zeigen, dass wir uns in unserem Alltag bis zu 95 Prozent von unseren Gewohnheiten leiten lassen – bewusste Entscheidungen treffen wir entsprechend wenige.

Leider sind nicht alle unsere Gewohnheiten sinnvoll und förderlich. Viele schwächen uns und stumpfen uns ab, sie kosten uns Energie, Gesundheit und Lebenslust. Daher ist es sinnvoll, Gutes und Nährendes zur Gewohnheit werden lassen. Unser folgendes Dynamis-Programm eignet sich dafür. Es kann Ihnen helfen, energiespendende Gewohnheiten zu erlernen. Eine kleine Überwindung kostet das Programm nur am Anfang. Spätestens nach seinen vier Wochen sind die positiven Tugenden fest in Ihrem neuronalen Netz verankert – durch das regelmäßige Üben wurden sie zur Gewohnheit.

Ablauf des Dynamis-Programms

Das Dynamis-Programm ist ein vierwöchiges Training, währenddessen Sie sich an fünf Tagen der Woche mit einer bestimmten Eigenschaft oder Tugend beschäftigen. Wir stellen Ihnen diese in den folgenden Abschnitten vor und laden Sie ein, die dort aufgeführten Übungen in Ihren Alltag zu integrieren. Dabei hilft Ihnen die folgende Tabelle: Machen Sie ein Häkchen, wenn Sie eine Übung durchgeführt haben. Wie Sie der Tabelle entnehmen können, schlagen wir vor, dass Sie langsam – mit einer Übung pro Tag in der ersten Woche   beginnen. Das stcigcrn Sie langsam, bis Sie sich in der vierten Woche viermal täglich einer der kurzen Übungen gewidmet haben. Unter den Übungen dürfen Sie selbst wählen, wir schlagen zu jedem Thema mehrere vor. Insgesamt sind es fünf Themen, jedem Wochentag ist eines zugeordnet. An den Wochenenden „haben Sie frei".

!

Steigern Sie jede Woche die Anzahl der täglichen Übungen.

	1. WOCHE	2. WOCHE	3. WOCHE		4. WOCHE	
Montag: ❶ Dankbarkeit						
Dienstag: ❷ Mitgefühl						
Mittwoch: ❸ Großzügigkeit						
Donnerstag: ❹ Geduld						
Freitag: ❺ Interesse und Anteilnahme						

Dankbarkeit – das Depot an positiver Energie

Montage sind nicht leicht. Wie schön wäre es manchmal, in der Leichtigkeit und Freiheit des Wochenendes zu verweilen. Stattdessen wartet der Alltag auf uns und fordert unsere Energie. Deshalb widmen wir uns am ersten Tag der Woche der Dankbarkeit. Denn Dankbarkeit, so zeigen Studien und Praxis, erlaubt uns, in den positiven Lebensmomenten Energie für die schwierigen und belastenden Situationen zu sammeln. Dankbarkeit ist eine Art Bankkonto an positiver Energie, auf das wir in glücklichen Augenblicken für die schwierigen einzahlen.

Unsere Gehirne sind noch sehr vom Leben unserer Vorfahren bestimmt. Jäger und Sammler hatten einen gefährlichen Alltag. Wilde Tiere, verfeindete Sippen oder giftige Pflanzen bedrohten die Existenz. Wer sich der vielen Gefahren bewusst war, hatte eine bessere Chance zu überleben. Dafür eigneten sich Gehirne, die negative und damit potenziell bedrohliche Erfahrungen schnell und zuverlässig abspeicherten. Diese Eigenschaft wurde an uns weitervererbt. Unangenehme Momente hinterlassen schnell bleibende Eindrücke in unserem Gedächtnis, positive leider nicht. Dieses Phänomen prägt unser Erleben und erschwert es uns, dem aktuellen Moment mit positiver und frischer Energie zu begegnen. Das ist ungünstig, aber zum Glück beeinflussbar. Wie Studien zeigen, müssen wir uns nur unsere positiven Erlebnisse immer wieder bewusst machen. Dann werden sie nicht aus unserem Gedächtnis gelöscht und versorgen uns mit positiver Energie.

Einen Weg, dies zu erreichen, bietet die Dankbarkeit. Dankbarkeit ist wie eine schützende Schicht für kostbare Erinnerungen. Sie zeigt uns, was wir – auch wenn nicht immer alles glatt läuft – für ein Glück haben in unserem Leben. Wir lernen von ihr, dass das, was wir haben, nicht selbstverständlich und dadurch sehr wertvoll ist. Selbst kleinste Annehmlichkeiten, wie z. B. ein kurzes Sonnenbad, können uns dann mit neuer Energie und Glück versorgen. Überlegen Sie einmal für sich, wie viele

!

Mit Dankbarkeit verwandeln wir positive Erfahrungen in Energie für den Augenblick.

> **!**
>
> Dankbare Menschen sind ausgeglichener, weniger depressiv und zufriedener.

glückliche Umstände zusammenkommen mussten, damit Sie jetzt in Ruhe dieses Buch lesen können.

Dankbarkeit zahlt sich aus. Dankbare Menschen sind Studien zufolge weniger depressiv und gestresst und zufriedener mit ihrem Leben. Sie erkennen schneller die positiven Möglichkeiten, um mit Schwierigkeiten umzugehen und mit ihnen zu wachsen. Sie knüpfen leichter nährende Beziehungen zu anderen, denn Dankbarkeit wirkt wie ein starker Kitt bei der Bildung von sozialen Beziehungen. Dankbare Menschen haben meist gesündere Beziehungen und finden leichter neue Freunde. Studien konnten zudem zeigen, dass Dankbarkeit negativen Gefühlen und Einstellungen wie Neid, Narzissmus, Zynismus und Materialismus entgegenwirkt, die uns unglücklich machen, isolieren und schwächen. Belastende und traumatische Erinnerungen können mit Dankbarkeit ihren Einfluss verlieren. Dankbarkeit dämpft das Gefühl von Leere und Unruhe, das wir fühlen, wenn wir etwas erreicht haben, auf das wir lange hingearbeitet haben. Sie lässt uns gelassener werden im Moment eines Erfolges. Wer sich vor dem Einschlafen in Dankbarkeit übt, schläft Untersuchungen zufolge auch schneller ein und tiefer.

Dankbarkeit öffnet unseren Blick für die Dinge, die gut sind in unserem Leben, mögen sie auch noch so selbstverständlich sein. Dies führt zu einem besseren Wohlbefinden, mehr positiver Energie und nährenden Erfahrungen. Das sind gute Nachrichten und die beste kommt noch: Es ist nicht schwer, ein dankbarer Mensch zu werden. Unsere Übungen helfen Ihnen dabei.

Dankbarkeit üben

①

- Denken Sie vor dem Einschlafen an fünf Dinge, für die Sie dankbar sind. Fügen Sie Ihrer Liste immer auch Vorkommnisse des jeweiligen Tages hinzu. Es können Begegnungen sein oder Umstände wie schönes Wetter.
- Führen Sie ein Dankbarkeitstagebuch. Tragen Sie darin jeden Tag ein, wofür Sie dankbar sind.
- Gibt es Menschen, denen Sie dankbar sind? Zeigen Sie es ihnen mit einem Anruf, einem Brief oder einem Besuch. Vielleicht reicht schon eine kurze Nachricht wie „Ich denke an dich."
- Danken Sie Menschen, die Ihnen weiterhelfen oder mit Lächeln oder Freundlichkeit guttun. Selbst für kleine Dinge können Sie Dankbarkeit entwickeln, z. B. für die Kaffeemaschine, für den Regen oder für einen einzelnen Atemzug. Sagen Sie sich: „Das ist nicht selbstverständlich."

Mitgefühl – ohne Widerstände Energie sparen

In unserem Kulturkreis gebrauchen wir die Begriffe Mitgefühl und Empathie (Mitleid) oft fälschlicherweise synonym. Doch zwischen beiden besteht ein entscheidender Unterschied. Empathie ermöglicht uns nachzufühlen, was unser Gegenüber gerade empfindet. Das ist nicht immer angenehm. Wenn jemand, der uns nahesteht, leidet, leiden wir mit. In uns spiegeln sich seine negativen oder schwierigen Gefühle oder Empfindungen. Das kann dazu führen, dass wir uns von dem leidenden Menschen wegwünschen oder erschöpft sind, wenn wir mitleidend an seiner Seite bleiben. Empathie kann uns Kräfte rauben in einer Welt, in der wir und andere auf Schwierigkeiten und Überforderung treffen.

Mitgefühl geht einen Schritt weiter. Mitgefühl fühlt nicht nur das Leid, Mitgefühl ist die Bereitschaft, es zu fühlen – ohne selbst davon überwältigt zu werden. Wer mitfühlend ist, gibt den inneren Widerstand gegen das Leid auf und spart damit viel Energie.

!

Mitgefühl ist die Bereitschaft, das zu fühlen, das wir gerade fühlen.

Diese Energie steht dann zur Verfügung, um das eigene oder fremde Leid zu lindern. Normalerweise machen wir uns klein, wenn wir auf Leid treffen, oder wir wenden uns ab. Durch Mitgefühl öffnen wir uns, wir laufen nicht davon und gewinnen dadurch Handlungsspielraum und innere Größe.

Mitgefühl hilft uns bei den täglichen Begegnungen mit anderen Menschen, selbst mit solchen, die für uns schwierig sind. Denn Mitgefühl erlaubt uns, in jedem Menschen das zu sehen, was auch in uns steckt. Wir sehen den gemeinsamen Kern, den uns allen gemeinsamen Wunsch nach Sicherheit, Glück, Frieden, Liebe und Anerkennung. Selbst in Menschen, die sich uns gegenüber gemein verhalten, steckt jemand, der frei sein möchte von Leid, genau wie wir.

Das hört sich alles zu verträumt an, zu idealistisch? Ist Mitgefühl nur was für Weltfremde? Studien zeigen das Gegenteil. Sie weisen nach, dass jemand, der nicht mitfühlend ist, ein großes Potenzial ungenutzt lässt. Mitgefühl erleichtert uns den Umgang mit anderen Menschen, die Konfrontation mit eigenen und fremden Sorgen und kann uns glücklicher machen. Damit kann es uns helfen, unser Leben mit all seinen Herausforderungen leichter zu nehmen. Deswegen motivieren heute nicht nur viele Religionen, sich in Mitgefühl zu üben. Studien in großen Firmen wie Google zeigten, dass bereits wenige Sekunden regelmäßiger Übungen in Freundlichkeit und Mitgefühl das Wohlbefinden, die Kommunikation, die Zufriedenheit und die Konzentration der Arbeitenden verbesserten.

!

Große Konzerne fördern das Potenzial ihrer Beschäftigten durch Mitgefühlprogramme.

Mitgefühl üben

②

- Wenn Sie unter Leuten sind, sei es auf der Arbeit, in der Familie oder unter Unbekannten im Bus oder im Supermarkt, wählen Sie einen Menschen aus Ihrer Umgebung und denken: „Möge dieser Mensch glücklich sein." Wünschen Sie es ihm aus ganzem Herzen. Wiederholen Sie den Wunsch ein paar Sekunden.
- Wenn es Ihnen nicht gut geht, denken Sie an die Menschen, denen es manchmal genauso geht. Das Leid, das Sie jetzt gerade empfinden, fühlen auch andere, selbst wenn deren persönliche Geschichte sich von Ihrer unterscheidet. Wünschen Sie diesen Menschen das, was Ihnen jetzt guttun würde.
- Sagen Sie sich morgens: „Ich werde auch heute wieder an meine Grenzen stoßen. Das ist nicht schlimm, jeder tut das. Ich werde das akzeptieren."
- Halten Sie in einem schweren Moment inne. Verzichten Sie für diesen Moment darauf, das, was Sie jetzt gerade fühlen, ändern zu wollen. Fühlen Sie einfach nur, was da ist. Wo tut es weh?

Großzügigkeit – das Festhalten lockern und damit Energien befreien

Wer sich in Mitgefühl übt, bekommt schnell den Wunsch, etwas für sich und andere zu tun, um das eigene oder fremdes Leben ein wenig zu erleichtern. Damit landen wir bei der Großzügigkeit. Eine Geisteshaltung, zu der viele Kulturen und Religionen animieren. Großzügigkeit meint das uneigennützige Geben und Teilen von materiellen und immateriellen Werten. Wer großzügig ist, muss nicht unbedingt Geld schenken, er kann auch jemandem seine Freizeit widmen, vielleicht nur für einen kurzen Moment. Er gibt aus freien Stücken das, was er entbehren kann. Und er erwartet keine Gegenleistungen, trotzdem wird er belohnt.

Schon in der Antike galt Großzügigkeit als eine Tugend, die glücklich macht. Wer gibt, beschenkt sich selbst. Er lockert die

!

Wir können anderen auch einen Moment ungeteilter Aufmerksamkeit schenken.

Verbissenheit, mit der er an dem festhält, was er als seinen Besitz ansieht. Dieses Festhalten kostet uns im Alltag viel Energie und sorgt dafür, dass wir uns oft bedroht fühlen und uns Sorgen machen. Wer großzügig lebt, lockert das Klammern am eigenen Besitz. Großzügige Menschen müssen deswegen nicht Haus und Auto verschenken und so lange geben, bis sie verarmen. Sie verändern aber ihre Haltung zum eigenen Besitz. Sie nutzen ihn, um sich und anderen damit etwas Gutes zu tun. Sie geben der Gesellschaft etwas zurück, weil sie wissen, dass sie ihr eigenes Glück nie ohne die Hilfe anderer erreicht hätten.

Großzügigkeit lenkt den Blick auf unsere Mitmenschen und befreit uns von unserer Selbstsucht, die nur die eigenen Interessen im Blick hat. Unsere eigenen Ziele müssen wir dabei nicht aufgeben – wir bringen sie mit denen anderer in Harmonie. Wer den Klammergriff am eigenen Besitz ein wenig lockert, lebt freier und spart Energie. Zudem erleichtert er sich das Zusammenleben mit anderen Menschen, wie Studien zeigen. Großzügigkeit fördert u. a. die Freisetzung von Oxytocin. Das als „Kuschelhormon" bekannte Oxytocin ist Balsam für unser Wohlbefinden und den Energiehaushalt. Es dämpft z. B. Aggressionen, reduziert Ängste und Stress und macht uns damit ausgeglichener.

Jeder kann großzügig sein, doch nicht allen fällt dies sofort leicht. Beginnen Sie langsam. Vielleicht schenken Sie zunächst nur ein Lächeln, aber das aus ganzem Herzen.

!

Mit Großzügigkeit befreien wir uns von ungesundem, schädlichem Egoismus.

Großzügigkeit üben ③

- Geben Sie sich selbst ein Geschenk: Was bereitet Ihnen Freude? Vielleicht ein Spaziergang in der Abenddämmerung, eine Massage, ein gutes Essen oder einfach ein wenig Selbstlob.
- Beschenken Sie andere: Verteilen Sie Lächeln, Umarmungen oder liebe Botschaften. Widmen Sie anderen einen Teil Ihrer Zeit. Hören Sie ihnen aufmerksam zu. Teilen Sie Ihr Glück, spenden Sie einen Teil Ihres Geldes an Bedürftige.
- Braucht jemand in Ihrem Umfeld Ihre Hilfe? Wie wäre es mit einem Ehrenamt?
- Loben Sie Ihre Mitmenschen. Schmücken Sie Ihr Lob dabei ruhig aus, nehmen Sie sich Zeit dafür. Die Forschung zeigt, dass wir Lob meist erst nach 15 Sekunden annehmen können, Kritik dafür sofort.
- Geben Sie bedingungslos, erwarten Sie nichts zurück.

Geduld – das Nervensystem entspannen

Was verstehen Sie unter Geduld? Viele haben davon ein falsches Bild. Sie empfinden Geduld als unangenehm. Geduldig sein heißt für sie, warten zu müssen, bis etwas so läuft, wie sie das gerne hätten. Wir müssen Geduld haben, bis der unangenehme Besuch endlich geht, bis der Feierabend endlich beginnt, die Krankheit verschwindet oder der Schmerz nachlässt. Die meisten von uns empfinden Geduld als Nötigung, etwas auszuhalten, was sie nicht möchten. Und wir verkennen dabei die große Chance, die Geduld uns bietet.

Wir können kein Leben ausschließlich innerhalb einer warmen und gemütlichen Komfortzone führen. Denn erstens lassen sich unangenehme Situationen nicht vermeiden. Und zweitens werden Komfortzonen leider immer kleiner, wenn man sie nicht verlässt und dadurch immer wieder erweitert. Die kleinen und großen Unbehaglichkeiten unseres Lebens gehören dazu – mit

Geduld können wir sie nicht nur aushalten, sondern sogar für uns nutzen. Geduld trainiert unser Nervensystem, sich auch in unangenehmen Situationen zu entspannen. Das kann enorme Auswirkungen auf unser Wohlbefinden und unser Energielevel haben.

Geduld sorgt für die nötige Ruhe und Gelassenheit, wenn das Leben mal nicht so läuft, wie wir uns das vorstellen. Und diese Ruhe und Gelassenheit versetzt uns wiederum in die Lage, das Beste aus einer ungünstigen oder unangenehmen Situation zu machen. Statt uns in einer Warteschlange über unser Schicksal zu beklagen, fangen wir ein Gespräch mit einem Mitmenschen an oder nutzen den Augenblick, um einmal tief durchzuatmen.

!

Geduld trainiert unser Nervensystem, sich in schwierigen Momenten zu entspannen.

Geduldig sein bedeutet, mit dem zu sein, was der jeweilige Moment einem gerade bietet. Es heißt, sich nicht wegzuwünschen, sich nicht in Gedanken in die Vergangenheit oder Zukunft zu flüchten, wo es mal besser war oder sein wird. Geduld heißt, vor der Gegenwart nicht davonzulaufen, die Flucht vor dem momentanen Moment zu beenden. Und dranzubleiben an einer Sache, nicht vorschnell aufzugeben, sondern ein Ziel trotz Rückschläge zu verfolgen.

!

Geduld kann für unseren beruflichen Erfolg wichtiger sein als unsere Intelligenz.

Erfolgreiche Menschen sind oft geduldig. Konfuzius soll gesagt haben: „Ist man in kleinen Dingen nicht geduldig, bringt man die großen Vorhaben zum Scheitern." Dass er damit recht hat, zeigten auch die Forschungen von Matthias Sutter. Er ist Direktor am Max-Planck-Institut zur Erforschung von Gemeinschaftsgütern und interessiert sich als Wirtschaftsforscher für Geduld. Matthias Sutter ist davon überzeugt, dass für Erfolg im Arbeitsleben Geduld und die damit verbundene Ausdauer oft noch wichtiger sind als Intelligenz. Studien zeigen, dass geduldige Menschen zudem stressresistenter und selbstbewusster sind, sich selbst besser beherrschen können und weniger anfällig für Suchterkrankungen sind.

Wer geduldig ist, schafft ein Stück Frieden zwischen sich und der Welt, terrorisiert sich und andere nicht mit seinen Erwartungen und unerfüllten Wünschen. Es ist kein Wunder, dass zufriedene Menschen sehr geduldig sind. Sie erkennen das Potenzial, das in jedem Augenblick schlummert. Sie lernen, die Einladung jedes Augenblicks zu akzeptieren, statt sich zu wehren – anzukommen, statt wegzulaufen. Sie verschieben ihr Glück nicht auf einen späteren Moment. Sie beenden die Suche nach der Perfektion, um diese in der Zukunft an einem fernen Ort zu finden. Vielmehr beginnen sie, die Perfektion dort zu sehen, wo sie gerade sind – sie holen sich ihr Glück im Hier und Jetzt. Geduldige Menschen sind dadurch an vielen Orten zuhause. Sie konzentrieren sich auf das, was jetzt schon da ist, und nicht auf das, was noch fehlt. Geduld

> **!**
>
> Die kleinen Widrigkeiten des Lebens sind eine Chance, Geduld zu üben.

Geduld üben

4

- Geduld lässt sich sehr gut mit etwas üben, das Ihnen unangenehm ist. Das kann ein Gefühl sein, Empfindungen wie Schmerzen, eine Situation oder eine Aufgabe, die erledigt sein will. Beobachten Sie Ihre Reaktion in Situationen, in denen es nicht so läuft, wie Sie es sich wünschen. Beobachten Sie die innere Anspannung, den Drang, dem Moment zu entfliehen und sich abzulenken. Geben Sie diesem Impuls nicht sofort nach. Bleiben Sie ein paar Atemzüge beim unangenehmen Gefühl, ohne es verändern zu wollen. Wie fühlt es sich an?
- Achten Sie auf Momente, in denen Sie etwas sofort haben wollen, z. B. beim Onlinekauf. Nehmen Sie den inneren Drang wahr, dieses Gefühl, „nicht mehr warten zu können". Halten Sie einmal kurz inne und lernen den Drang kennen. Wie äußert er sich? Wo spüren Sie ihn?
- Immer eine Sache nach der anderen! Sie kennen das sicher: Wenn viele Sachen erledigt sein wollen, versuchen wir in der Hektik, vieles gleichzeitig zu tun. Das vergrößert meist den Stress, der sowieso schon da ist. Arbeiten Sie sich schrittweise durch den Berg an Aufgaben. Kümmern Sie sich nach Möglichkeit immer nur um eine statt um alle gleichzeitig.

ist damit genau die richtige Tugend für unsere schnelllebige Zeit voller komplexer Probleme und einschneidender Veränderungen.

Interesse und Anteilnahme

Wir sind Herdentiere. Der Hauptgrund, warum wir Menschen auf diesem Planeten den Ton angeben, ist unsere Fähigkeit, in großen Verbänden zusammenzuarbeiten. In unserer modernen Zeit verbringen wir immer mehr Zeit alleine bzw. im Internet, das uns Kontaktmöglichkeiten zu anderen Menschen bietet. Dort finden wir – meist mithilfe von Algorithmen – Menschen, die uns ähnlich sind. Sie verfolgen ähnliche Ziele, haben ähnliche Ansichten oder dasselbe Hobby. Das tut uns gut, denn wenig ist schlimmer als die soziale Isolation. Das kann mit unserem Erbe als Herdentiere zu tun haben: Sich von der Herde zu entfernen oder von ihr abgeschnitten zu sein, muss den frühen Menschen geschmerzt haben. Dieser Schmerz kann sie veranlasst haben, immer wieder den Kontakt zur Gemeinschaft zu suchen und damit ihr Überleben zu sichern.

Wenn wir uns mit anderen verbunden fühlen, steigert das unser Wohlbefinden und fördert unsere Gesundheit. Schicksalsschläge und Beschwerden fallen uns leichter, wenn wir uns in einem sozialen Netz gehalten fühlen. Als Teil einer Gemeinschaft sind wir stärker. Die Pflege unserer Gemeinschaft ist daher essenziell – und relativ einfach. Wir Menschen scheinen zwar einerseits sehr verschieden, in unserem Inneren gleichen wir uns jedoch. Wir alle wollen gesehen, akzeptiert und geliebt werden. Und alle haben wir Angst vor Verletzungen, davor, nicht gesehen, nicht akzeptiert und nicht geliebt zu werden. Daher schützen wir uns oft, indem wir uns verschließen. Unser Gegenüber verschließt sich dann, auch er will nicht verletzt werden. Wenn keiner aus Angst, verletzt zu werden, den ersten Schritt macht, begegnen wir uns nur oberflächlich und können uns gegenseitig oft nicht das geben, was wir brauchen. Was also tun?

!

Wir alle wollen gesehen, akzeptiert und geliebt werden.

Machen Sie den ersten Schritt. Beginnen Sie, Ihr Gegenüber zu sehen, es zu akzeptieren und – wenn angebracht – zu lieben. Dieser erste Schritt kann ein ganz kleiner sein, es muss nicht einmal eine direkte Kontaktaufnahme erfolgen. Ein guter Beginn ist es, die gemeinsame Menschlichkeit in seinen Mitmenschen zu sehen. Unabhängig von Geschlecht, Religion, Aussehen oder politischer Gesinnung ist da vieles, das ähnlich ist. Wir alle wollen glücklich sein und möglichst wenig leiden und wir alle wünschen dies unseren Liebsten. Im zweiten Schritt zeigen Sie Interesse für die persönliche Situation der anderen. Dafür eignet sich schon das gebräuchliche „Wie geht es?" Wir können dem Gegenüber mit Anteilnahme und Nachfragen signalisieren, dass uns das wirklich interessiert.

Interesse und Anteilnahme üben ⑤

- Lernen Sie Ähnlichkeiten und Gemeinsamkeiten zu sehen. Sie können z. B. fremde Personen beobachten. Handeln diese anders als Sie? Reagieren sie anders auf Stress, kaltes Wetter oder die Freuden eines warmen Kaffees? Probieren Sie es aus: Sagen Sie sich im Stillen „Genau wie ich", wenn Sie andere Menschen beobachten.
- Fragen Sie nach: Wie geht es Ihrem Gegenüber? Wie geht es seinen Liebsten? Wo wäre er jetzt am liebsten? Was will er im Urlaub machen?
- Wem könnten Sie helfen? Wem könnten Sie den Rücken stärken?

Das Programm ist zu Ende. Was nun?

Wie geht es Ihnen nach vier Wochen mit dem Dynamis-Programm? Konnten Sie es in Ihren Alltag integrieren? Haben Sie positive Effekte verspürt? Wo hat vielleicht etwas nicht so gut funktioniert? Vielleicht fragen Sie sich auch, wie es nun weitergehen soll. Wahrscheinlich können Sie sich die Antwort darauf

> ❗
>
> Das Dynamis-Programm kann die Freude entstehen lassen, etwas Sinnvolles für sich und andere zu tun.

selbst geben: einfach weitermachen! Wer das Programm vier Wochen lang verfolgt hat, ist auf dem besten Wege, verschiedene kraft- und freudespendende Tugenden zur Gewohnheit werden zu lassen. Sie werden nicht nur zur Gewohnheit, sie werden sogar immer stärker und damit wirkungsvoller. Was wir üben, wächst. Das gilt nicht nur für Muskeln, sondern – wie wir dank der Forschung zur Neuroplastizität wissen – auch für das Gehirn.

Das Dynamis-Programm als „Nahrungsergänzungsmittel"

Wir werden oft gefragt, warum wir entgegen dem Trend keine oder nur sehr wenige Nahrungsergänzungsmittel empfehlen. Es lässt sich nicht bestreiten, dass manche davon nützlich sind, insbesondere wenn ein Mangel an einem essenziellen Stoff vorliegt.

Aber: Die meisten Nahrungsergänzungsmittel nutzen vor allem den Herstellern und über Affiliate Marketing Influencern, die diese im Internet anpreisen und damit gutes Geld verdienen. Sie bereichern sich dadurch, dass wir ungeduldig sind und eine sofortige Lösung wünschen. Dabei wird oft geschickt der Eindruck erweckt, ein bestimmtes Präparat sei die ultimative Lösung für mehr Energie und Lebensfreude. Werden dafür Studien zitiert, sind diese oft dürftig oder nicht aussagekräftig. Kein Vergleich mit der Studienlage, die beispielsweise zu den positiven Effekten von den Elementen des Dynamis-Programms, wie z. B. Dankbarkeit oder Geduld, existiert. Wir sind davon überzeugt, dass ihr Nutzen den von vielen Präparaten deutlich übersteigt und sie daher die wichtigeren Mittel sind, die unsere Ernährung ergänzen sollten.

Machen Sie Ihre Montage zu festen Tagen der Dankbarkeit und Ihre Donnerstage zu regelmäßigen Gelegenheiten, an kleinen und großen Schwierigkeiten mit Geduld zu wachsen. Wahrscheinlich haben Sie in den letzten vier Wochen gelernt, dass sich selbst unangenehme Situationen nutzen lassen, um z. B. Geduld zu üben. Ist das nicht wundervoll? Wir nutzen damit

Schwierigkeiten, um ausgeglichener und glücklicher zu leben –
wir machen aus Schwierigkeiten Chancen für unsere Weiterentwicklung. Zunächst gelingt dies womöglich nur bei kleinen Ärgernissen, irgendwann aber schon bei größeren Hindernissen.
Und irgendwann wird vielleicht das, was der Entfaltung ihrer
Lebensfreude und Vitalität scheinbar im Wege steht, die Quelle
für deren Entfaltung. Wenn Sie mehr darüber lesen wollen, wie
selbst schweren Krisen Weisheit und Kraft entspringen können,
empfehlen wir Ihnen ein Buch von Michaela Haas (siehe Anhang).

Wir tauchen jetzt im nächsten Kapitel mit Ihnen tiefer in die
Welt der Pflanzenkraft ein – das Herzstück unseres Buches. Freuen Sie sich auf eine vitalisierende Reise rund um den Globus.

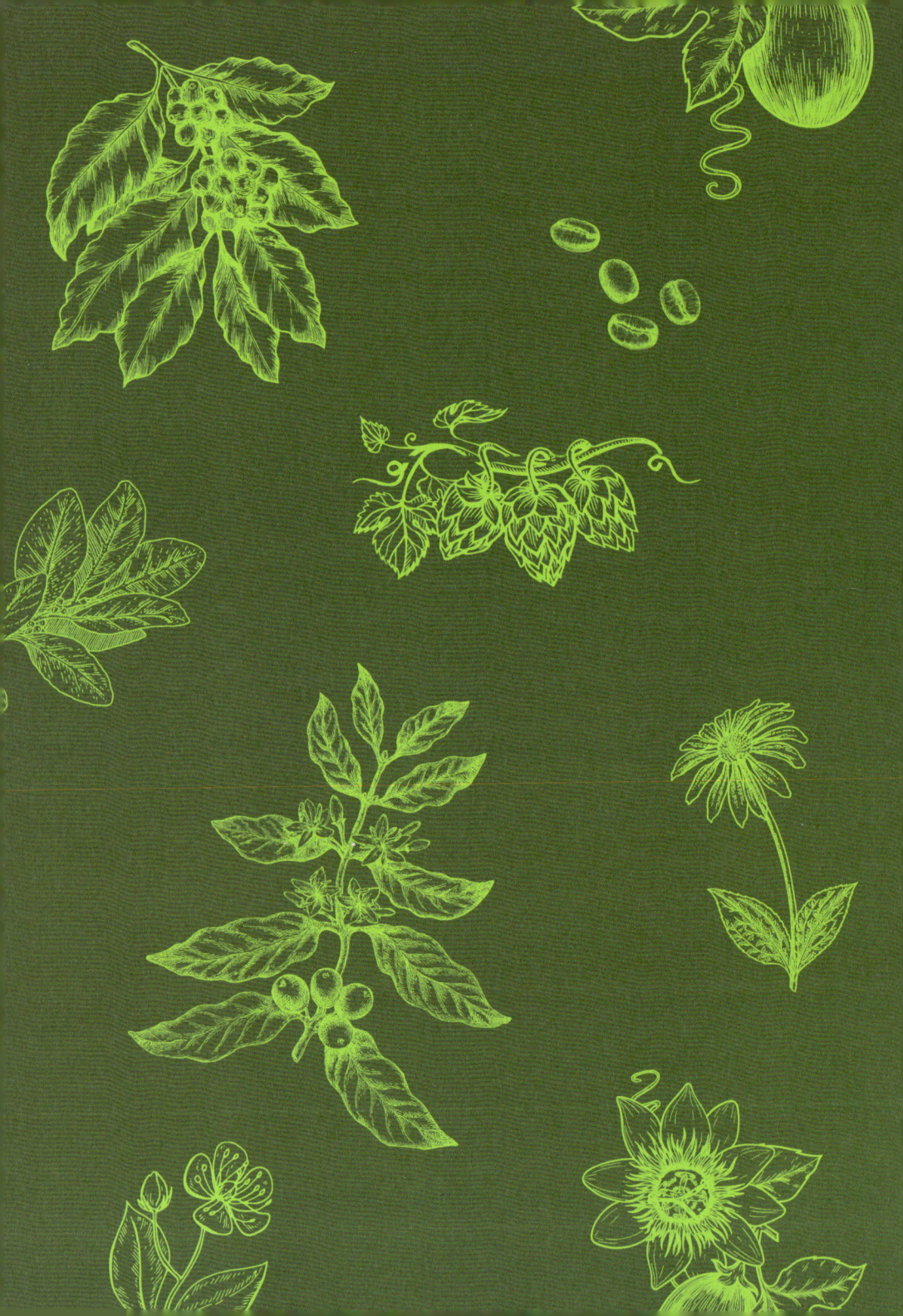

DIE KRAFT DER NATUR FÜR MEHR POWER UND LEBENSFREUDE

Nun beginnt unsere heilpflanzenkundliche Weltreise. Wir lernen Pflanzen aus unterschiedlichen Kulturkreisen kennen – vom rauen Norden Skandinaviens bis zu den feuchten Regenwäldern Lateinamerikas. Wir lernen, wie kraftspendende Heilpflanzen auf der ganzen Welt eingesetzt werden, um die Energie für Gehirn, Körperkraft und Lebensfreude – im Idealfall in Kombination mit dem Dynamis-Programm – zu vergrößern. Daneben erfahren wir einiges aus dem Spitzensport, der körperliche und geistige Höchstleistungen erfordert. Dabei kommen viele legale und natürliche Mittel zur Leistungssteigerung zum Einsatz, die auch uns von Vorteil sein können.

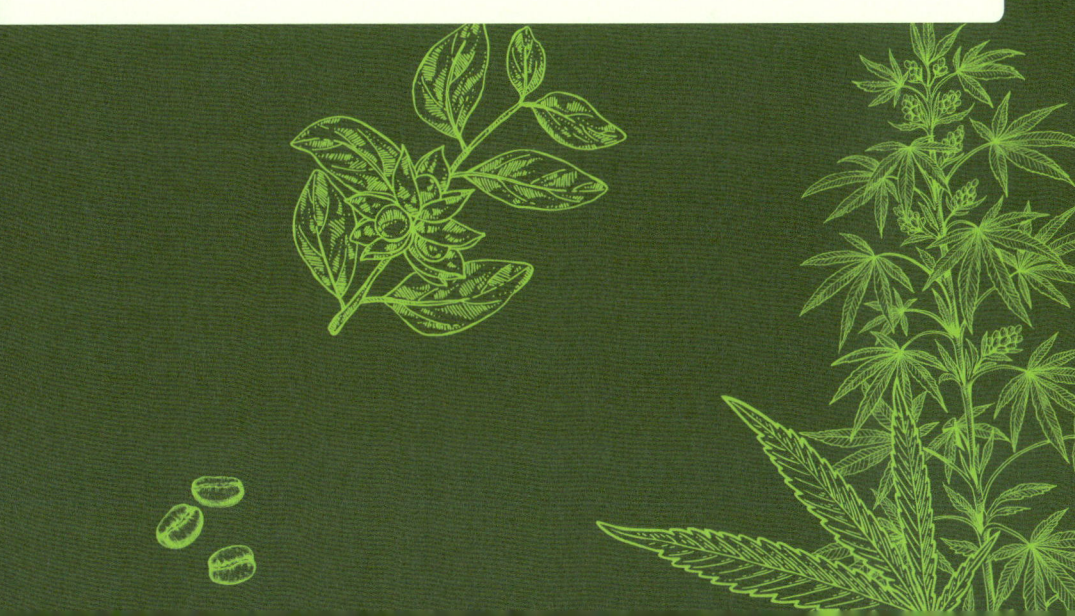

Wichtige Hinweise vor der Anwendung

Bevor Sie unseren Empfehlungen folgen, lesen Sie sich bitte die folgenden Hinweise durch.

Kein Ersatz für schulmedizinische Diagnostik und Therapie. Beim Verfassen von medizinischen Ratgebern legen wir große Sorgfalt auf die Richtigkeit und Aktualität der Informationen. Doch selbst der aktuellste Ratgeber ist kein Ersatz für die schulmedizinische Diagnostik und Therapie. Besonders anhaltende oder wiederkehrende Erschöpfungssymptome dürfen nicht auf die leichte Schulter genommen werden. Holen Sie sich ärztlichen Rat, wenn Sie unter Beschwerden leiden oder Ihre Beschwerden sich während der Behandlung mit Heilpflanzen nicht bessern oder verschlechtern. Unsere Ratschläge können auch begleitend zur schulmedizinischen Therapie befolgt werden, sollten dann aber stets mit Ihrer Ärztin oder Ihrem Arzt abgesprochen sein.

!

Die Ratschläge können auch begleitend zu einer schulmedizinischen Therapie angewandt werden.

Sie fühlen sich schon länger antriebslos und vielleicht plagen Sie sogar Suizidgedanken?
Bei der Telefonseelsorge finden Sie rund um die Uhr schnell Hilfe und Beratung – telefonisch unter den kostenlosen Hotlines 0800 1110111 und 0800 1110222. Dort werden Sie anonym, professionell und vertraulich beraten.

!

Im Anhang finden Sie eine Tabelle mit wichtigen Infos zu den einzelnen Heilpflanzen.

Nebenwirkungen, Gegenanzeigen, Wechselwirkungen. Die von uns empfohlenen Naturheilmittel werden in der Regel gut vertragen. Dennoch sind vor deren Anwendung mögliche Nebenwirkungen, Gegenanzeigen oder Wechselwirkungen mit anderen Medikamenten zu beachten. Entsprechende Informationen zu den in diesem Buch empfohlenen Heilpflanzen und Rezepturen finden Sie in einer Tabelle im Anhang – bei empfohlenen Präparaten werfen Sie bitte vor der Einnahme ein Blick in die Packungsbeilage.

Tees mischen lassen. Bei einzelnen Indikationen empfehlen wir Teemischungen, diese können Sie sich in Apotheken, die ein großes Sortiment an Teekräutern führen, mischen lassen. Im Anhang finden Sie eine Liste mit empfehlenswerten Kräuterapotheken. Bei den Kräuterrezepturen steht in Klammern hinter der deutschen jeweils die lateinische Bezeichnung des Rezepturbestandteils. Teilen Sie diese der Apotheke mit, wenn es bei der Bestellung Unstimmigkeiten gibt, welche Heilpflanze verwendet werden soll. Sie können sich die Heilpflanzen auch in Kräuterläden besorgen. Diese dürften sie Ihnen jedoch nur einzeln und nicht als Mischung verkaufen.

Der medizinische Tee

Unter moderner Phytotherapie wird zunehmend das Einnehmen von Pflanzenextrakten in Form von Pillen oder Kapseln verstanden. Es macht aber durchaus Sinn, eine alternative Darreichungsform zu berücksichtigen, auf die wir uns in unserer Praxis spezialisiert haben: die Teetherapie. Das Trinken von medizinischen Tees hat eine lange Tradition und bietet den Patientinnen und Patienten und uns Behandelnden entscheidende Vorteile: Sie kommt ohne Zusatzstoffe aus und ist deutlich preiswerter als die Therapie mit Präparaten. Die Teetherapie erlaubt die Kombination und Synergie von verschiedenen Heilpflanzen, entsprechende Kombinationspräparate sind in den letzten Jahren leider aus den Apotheken verschwunden. Im Unterschied zur Einnahme von Pillen und Kapseln müssen die Wirkstoffe aus einem Tee nicht mehr im Verdauungstrakt gelöst werden – sie haben sich bereits im Teewasser gelöst und können damit gut aufgenommen werden.

Dauer der Anwendung. Bereiten Sie unsere Teemischungen anhand der jeweiligen Anweisungen zu. Spätestens nach einer sechswöchigen Einnahme sollte die Anwendung für eine Woche pausiert werden.

DIE POWER DES SCHLAFES

Wir beginnen wieder mit etwas, das Sie nichts kostet. Wenn Sie denken, dass etwas, das nichts kostet, nicht viel wert sein kann, wird Sie das folgende Kapitel wahrscheinlich umstimmen. Vielleicht haben Sie schon mal den Satz gehört: „Schlafen können wir noch, wenn wir tot sind." Schlaf ist jedoch kein optionaler Luxus. Schlaf ist nicht nur die essenzielle Komponente für fast alle biologischen Systeme innerhalb unseres Körpers. Schlaf ist die Quelle unserer Leistungskraft, ein wertvolles Elixier, das nicht nur unseren Körper, sondern auch unser Seelenleben mit der nötigen Energie versorgt. In der Tradition verschiedener fernöstlicher Kampftechniken gilt Schlaf sogar als die größte Waffe eines Kriegers. Selbst der heutige Spitzensport hat diesen Rat wiederentdeckt.

Warum der Schlaf im Profisport so wichtig ist

Für den Neurowissenschaftler Matthew Walker (Buchtipp im Anhang) ist Schlaf die effektivste legale Dopingmethode, um seine körperliche und geistige Leistung zu verbessern. Im Profisport finden seine Forschungen und Erkenntnisse Gehör. Der Schweizer Tennisspieler und Ausnahmeathlet Roger Federer behauptet z. B., er würde zwölf Stunden am Tag schlafen – zehn nachts und zwei tagsüber. Der Sprinter Usain Bolt versuchte während seiner aktiven Zeit, jede Nacht neun bis zehn Stunden zu schlafen. Vor Wettkämpfen genehmigte er sich nicht selten ein extra Nickerchen. Als er einmal einen neuen Weltrekord aufstellte, hatte er eben noch eine halbe Stunde geschlafen.

Wenn Sporttreibende schlecht schlafen, kann sich das dramatisch auf ihre Leistung auswirken, wie Studien zeigen. Eine verkürzte Schlafdauer von nur sechs Stunden kann dazu führen, dass sie nur 60 Prozent ihres Potenzials am nächsten Tag abrufen können. Sie fühlen sich schneller erschöpft, können langsamer CO_2 abatmen und sogar schlechter ihre Körpertemperatur regulieren – ihnen wird schneller heiß.

So lange Schlafphasen werden auch benötigt, um sich von dem regelmäßigen anstrengenden Training zu erholen. Dieses führt zu Entzündungsvorgängen im Gewebe, die während des Schlafes behoben werden. So verbessert Schlaf nicht nur die Regeneration, sondern senkt zudem das Verletzungsrisiko, wie Untersuchungen zeigen. Zudem werden Sporttreibende weniger krank, wenn sie ausreichend schlafen. Schlaf aktiviert das Immunsystem und sorgt für eine schlagkräftige Anzahl von sogenannten natürlichen Killerzellen, die nicht nur Krankheitserreger, sondern auch Krebszellen erkennen und unschädlich machen.

!

Wer vor einem Wettkampf schlecht schläft, kann am nächsten Tag nur einen Teil seiner Leistung abrufen.

Was der Schlaf uns bringt

Das sind alles sehr aufmunternde Erkenntnisse – nicht nur für sportlich aktive Menschen. Auch wir tun gut daran, diese zu berücksichtigen. Wir legen heutzutage viel Wert auf unsere Gesundheit und unser Wohlbefinden – entsprechend hoch sind die Ausgaben, die wir für Coachings, Nahrungsergänzungsmittel oder Kurse ausgeben. Dabei vernachlässigen viele von uns die kostenlosen Angebote, die wir nutzen können – und dazu zählt der Schlaf. Untersuchungen zeigen, dass wir immer weniger schlafen, die durchschnittliche Schlafmenge hat in den letzten zwei Jahrzehnten um 30 Minuten pro Nacht abgenommen.

Wie wichtig Schlaf ist, sollte schon in den Schulen unterrichtet werden, denn bereits dort macht sich ungesunder oder ungenügender Schlaf bemerkbar. Er äußert sich nicht nur durch Kon-

!

Wir schlafen durchschnittlich weniger als noch vor 20 Jahren.

zentrationsprobleme und Schwierigkeiten, neue Informationen aufzunehmen. Wer nicht ausreichend schläft, kann sich Erlerntes schwer merken. Unser Gehirn braucht die Schlafphase, um neue Inhalte aufnehmen und abspeichern zu können. Der Schlaf wirkt wie ein Archivar, der neu Erlerntes sicher verwahrt und katalogisiert, so dass wir am nächsten Tag wieder schnell darauf zurückgreifen können.

Neue Studien zeigen zudem, dass das Gehirn von Menschen, die regelmäßig schlecht oder zu kurz schlafen, schneller altert. Ausreichender Schlaf schützt damit nicht nur vor häufigen Erkrankungen wie Diabetes Typ 2, Adipositas und Erkrankungen des Herzkreislaufsystems. Er stellt zudem ein wichtiges Anti-Aging-Tool für unser Gehirn dar und ist wahrscheinlich ein entscheidender Faktor für ein reduziertes Risiko der Entstehung von neurodegenerativen Erkrankungen wie Alzheimer.

Das sind vielleicht auch deprimierende Nachrichten für viele Menschen. Denn Schlafstörungen sind leider häufig und nehmen zu – in Deutschland leidet jeder Dritte darunter. Vielleicht ist auch Ihr Schlaf nicht immer erfrischend. Nun die gute Nachricht: Die Qualität des Schlafes lässt sich in vielen Fällen durch einfache Maßnahmen und gut verträgliche Naturheilmittel bessern.

!

Schlaf ist wohl die effektivste Anti-Aging-Maßnahme für Ihr Gehirn.

Allgemeine Tipps für erholsamen Schlaf

- **Alkohol ist keine gute Einschlafhilfe.** Nicht wenige genehmigen sich abends ein Gläschen, um besser zur Ruhe zu kommen. Leider beeinflusst Alkohol die Schlafqualität negativ. Er kann dafür sorgen, dass wir – ohne uns am nächsten Tag daran zu erinnern – öfter wach werden. Damit verhindert er das Entstehen tiefer Schlafphasen wie dem REM-Schlaf. Diese Unterbrechungen senken die Erholung.

- Die REM-Schlafphase kann auch durch **Cannabis** unterbunden werden. Das sind schlechte Neuigkeiten für alle, die Cannabis als Einschlafhilfe verwenden. Es kann zwar Ängste lösen, die das Einschlafen erschweren. Durch den fehlenden REM-Schlaf können diese Ängste jedoch dann wieder verstärkt auftreten. Wer aufgrund von Ängsten nicht schlafen kann, dem empfehlen wir daher CBD-Öle (Seite 94) oder Produkte aus Lavendelöl wie *Lasea*.

- **Regelmäßigkeit** ist das A und O: Wer gesund schlafen will, sollte sich an feste Schlafzeiten gewöhnen. Dafür ist es wichtig, an den meisten Tagen der Woche zur gleichen Zeit aufzustehen – auch am Wochenende. Auch die Zeit des Zubettgehens sollte nach Möglichkeiten dieselbe sein.

- Die **optimale Raumtemperatur** für gesunden Schlaf liegt laut Wissenschaftler bei 18 Grad Celsius. Zudem sollte das Zimmer dunkel und ruhig sein.

- **Auf den Snoozebutton verzichten.** Ist das nicht ein schönes Gefühl: Der morgendliche Wecker klingelt, aber Sie können sich noch einmal hinlegen und weiterschlafen. Viele von uns nutzen die Snoozefunktion des Weckers. Das fühlt sich gut an, ist Studien zufolge aber gar keine so gute Idee. Denn jeder Alarm setzt den Körper unter Stress – mehrere solcher Alarme vor dem eigentlichen Aufstehen können erschöpfend wirken.

- **Das Bett verlassen**, wenn es mit dem Schlafen nicht klappen will. Wenn Sie sich lange im Bett schlaflos hin- und herwälzen, ist es eine gute Idee, das Bett, am besten noch den Raum zu verlassen. Beschäftigen Sie sich mit etwas, das Sie entspannt und müde macht – lesen Sie z. B. in einem Buch. Displaygeräte hingegen sind nicht ratsam. Kehren Sie zu Ihrem Schlafplatz zurück, wenn Sie sich bettmüde fühlen. Diese Unterbrechung verhindert, dass Ihr Gehirn Ihr Bett für einen Ort des Wachseins hält.

!

Das Zimmer, in dem geschlafen wird, sollte ruhig, dunkel und kühl sein.

Blaues Licht reduzieren

Unser Schlaf wird, wie viele Prozesse im Körper, rhythmisch gesteuert: Tagsüber sind wir wach, abends müde. Für diese Rhythmik ist das sogenannte blaue Licht entscheidend. Wenn unser Körper es wahrnimmt, geht er davon aus, dass gerade Tag ist und er wach sein sollte. Die Bildung des müde machenden Hormons Melatonin wird dann gedrosselt. Dieser Mechanismus hat lange Zeit gut funktioniert, solange die Sonne die einzige Quelle für blaues Licht war. Seit einigen Jahren versorgen uns auch technische Geräte wie Laptops, Smartphones und Tablets mit blauem Licht. Dies kann erhebliche Auswirkungen auf unsere Schlafqualität haben. Bei einer Studie der Berliner Charité saß z. B. eine Hälfte der Kinder abends vor dem Computer, die andere las ein Buch. Die Kinder, die am Computer saßen, waren am nächsten Tag viel müder und deutlich weniger konzentriert und lernfähig.

Die beste Lösung: Elektronische Geräte eine Stunde vor dem Zubettgehen ausschalten. Damit vermeiden wir nicht nur das wach machende blaue Licht, sondern auch den Nervenkitzel, der entsteht, wenn wir andauernd online und erreichbar sind. Die zweitbeste Lösung: Mithilfe von Apps wie „Blaulichtfilter", „Twilight" und Computerprogramm wie „f.lux" lässt sich der Anteil von blauem Licht in technischen Geräten in den Abendstunden reduzieren. Alternativ bieten viele Hersteller wie Apple Nachtmoduseinstellungen auf Ihren Smartphones an. Diese technischen Lösungen reduzieren das blaue Licht von Displaygeräten. Sie sorgen aber nicht dafür, dass Sie das Smartphone vom Schlafen abhält. Wir raten zu einer „technologiefreien" Zeit vor dem Schlafengehen.

- **Regelmäßiges körperliches Training** erleichtert das Einschlafen. Wer sich ein paar Mal die Woche austobt, schläft ruhiger und entspannter.
  Eine Stunde vor dem Zubettgehen sollte Ruhe einkehren und körperliche Anstrengung vermieden werden.

- **Regelmäßiges Meditieren** verbessert Studien zufolge die Qualität des Schlafes und damit seine regenerativen Wirkungen. Wer noch unerfahren ist, kann Meditieren in sogenannten MBSR-Kursen (Mindfulness Based Stress Reduction = achtsamkeitsbasierte Stressreduktion) erlernen (siehe Anhang). In bestimmten Fällen beteiligt sich auch die Krankenkasse an den Kosten.
  Meditation kann nachweislich die Schlafqualität steigern.
- **Erdmagnetfeld beachten.** Sensiblen Personen wird mittlerweile manchmal auch von ärztlicher Seite geraten, ihr Bett entlang dem Erdmagnetfeld, also in Nord-Süd-Richtung auszurichten. Die Stärke des Erdmagnetfelds kann sich Studien zufolge auf die Produktion des „Schlafhormons" Melatonin und damit auf die Qualität des Schlafes auswirken.
- **Besser kein Fernsehen.** Viele Menschen nutzen das Fernsehgerät als Einschlafhilfe. Leider kommt dabei das Gehirn nicht wirklich zur Ruhe. Wer Unterhaltung zum Einschlafen braucht, sollte es lieber mit Musik oder einem Hörbuch versuchen.

Mit Pflanzenheilkunde natürlich unterstützen

Als Pflanzenheilkundler schätzen wir den großen Schatz an Heilpflanzen, die schlaffördernd wirken. Sicher kennen Sie schon einige davon, wie z. B. den Baldrian, den Hopfen oder die Passionsblume. Die meisten der schlaffördernden Heilpflanzen sind gut untersucht und werden bisweilen auch von ärztlicher Seite empfohlen. Im Vergleich zu schulmedizinischen Schlafmitteln bieten sie nämlich entscheidende Vorteile. So zeigen sich nach Anwendung gängiger Heilpflanzen keine nennenswerten Nebenwirkungen wie z. B. Beeinträchtigungen im Straßenverkehr. Zudem sorgen Heilpflanzen im Unterschied zu Medikamenten für natürli-

!

Schulmedizinische Schlafmittel können wichtige Schlafphasen oft unterdrücken.

chen Schlaf, während Medikamente wichtige Schlafphasen oft unterdrücken. Wir stellen Ihnen drei verschiedene Teemischungen vor, die Sie sich in Kräuterapotheken mischen lassen können.

In allen drei Mischungen findet sich die Passionsblume (Passiflora incarnata). Diese wirkt leicht schmerzstillend und stimmungsaufhellend über eine Erhöhung des Serotoninspiegels im Gehirn. Die Interaktion ihrer Inhaltsstoffe mit bestimmten Rezeptoren im zentralen Nervensystem (GABA-Rezeptoren) kann Ängste lösen und Stress reduzieren. Passionsblume beruhigt das Nervensystem und wird daher bei innerer Unruhe und Nervosität empfohlen. Zudem erleichtert sie das Einschlafen und vertieft die für uns so wichtigen tiefen Schlafphasen. Damit kann sie dafür sorgen, dass wir morgens gut erholt sind und mit klarem Kopf aufwachen.

Passiflora incarnata ist im Südosten der USA heimisch.

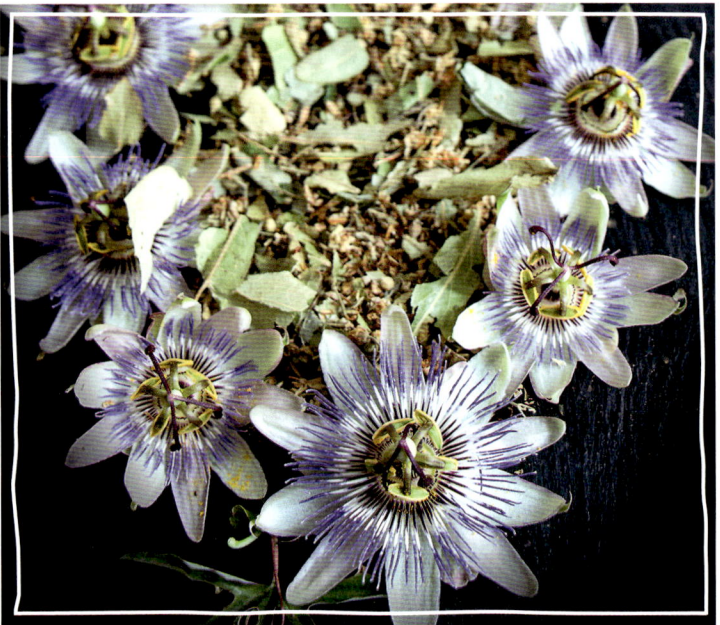

Teemischungen für einen guten Schlaf

Teemischung 1:

Diese Mischung eignet sich für Menschen, die einen Kaffee brauchen, um einzuschlafen. Sie kann auch hilfreich sein, wenn Sie infolge von Übermüdung und starker Erschöpfung nicht schlafen können.

- Holunderblüten (Sambucus, Flores): 10 g
- Weißdornblätter und -blüten (Crataegus, Flores cum Floribus): 40 g
- Baldrianwurzel (Valeriana, Radix): 30 g
- Passionsblumenkraut (Passiflora, Herba): 40 g
- Ashwagandhawurzel (Withania somnifera, Radix): 40 g

Teemischung 2:

Wählen Sie diese Teemischung, wenn Ihre Schlafstörungen von innerer Unruhe und Nervosität begleitet sind oder Sie nach einem stressigen Tag nicht zur Ruhe kommen.

- Jasminblüten (Jasminum, Flores): 5 g
- Hopfenzapfen (Humulus, Strobuli): 5 g
- Melissenkraut (Melissa, Herba): 20 g
- Salbeikraut (Salvia, Herba): 20 g
- Passionsblumenkraut (Passiflora, Herba): 25 g
- Haferkraut (Avena, Herba): 20 g

Teemischung 3:

Diese Kombination ist hilfreich, wenn die Schlafstörungen mit Ängstlichkeit oder depressiver Verstimmung einhergehen. Auch bei Alpträumen kann sie versucht werden.

- Eisenkraut (Verbena officinalis, Herba): 20 g
- Goldmohnkraut (Eschscholtzia, Herba): 20 g
- Hopfenzapfen (Humulus, Strobuli): 5 g
- Haferkraut (Avena, Herba): 20 g
- Passionsblumenkraut (Passiflora, Herba): 20 g

.

!

Zubereitung der Teemischungen
Überbrühen Sie nach dem Abendessen jeweils 1 EL der Teemischung mit einem Viertelliter siedendem Wasser und lassen sie den Tee nun zugedeckt 15 Minuten lang ziehen. Trinken Sie ihn ungesüßt nach dem Abseihen.

Wer Passionsblume lieber in Form von Präparaten einnehmen will, der kann zu PassioBalance oder Lioran greifen. Wenn es trotz der Heilpflanzen mal doch nicht so recht klappt mit dem Schlafen, können Matetee, der Rosmarin oder die Rosenwurz hilfreich sein, um die Tagesmüdigkeit zu lindern. Wie Sie diese Heilpflanzen anwenden, lernen Sie im Abschnitt „Pflanzliches Neuroenhancement: das Gehirn natürlich dopen".

Zusammenfassung

„Der Schlaf ist doch die köstlichste Erfindung", soll der deutsche Dichter Heinrich Heine gesagt haben. Wir alle können nachvollziehen, was er damit meint – vor allem, wenn wir einmal oder mehrere Nächte schlecht schlafen. Eine gesunde Nachtruhe ist unentbehrlich für unsere Gesundheit, sie ist essenziell für Regeneration, Heilung, Immunsystem oder Gedächtnis. Ohne gesunden Schlaf können wir unsere optimale Leistung nicht abrufen, weder die körperliche noch die geistige. Ohne ihn können wir unsere Ziele nicht erreichen. Wir alle verbringen rund ein Drittel unseres Lebens in dem seltsamen Zustand des Schlafens – eine große Zeitinvestition. Machen Sie sie zu einem Quell für Energie und Wohlbefinden – die Ratschläge und Heilpflanzen aus diesem Kapitel werden Ihnen dabei helfen.

!

Rund ein Drittel des Lebens verbringen wir im Schlaf.

PFLANZLICHES NEURO-ENHANCEMENT: DAS GEHIRN NATÜRLICH DOPEN

Unser Gehirn ist extrem leistungsfähig. Es verarbeitet all die Empfindungen, die Sie gerade haben, erstellt daraus ein plausibles Abbild Ihrer Umwelt und ermöglicht Ihnen damit die Interaktion mit dieser. Das Gehirn hilft Ihnen dabei, die Zeichen auf dieser Seite als Buchstaben und deren Abfolge als Wörter zu erkennen und damit zu erfassen, was wir Autoren Ihnen sagen wollen. Wenn Sie lange genug lesen, werden Sie wahrscheinlich müde werden. Genauer gesagt: Ihr Gehirn ermüdet sich, denn Konzentration und Aufmerksamkeit fordern seine Leistungsfähigkeit und diese ist nun mal endlich.

Wir erleben jeden Tag viele Menschen, die geistig stark gefordert werden. Schulkinder, Studierende und viele Berufstätige wünschen sich, die begrenzte Leistung ihres Nervensystems zu erweitern. Nicht wenige greifen deswegen zu sogenannten Neuroenhancern, Substanzen, die den Gehirnstoffwechsel ankurbeln. Umfragen zufolge soll mittlerweile fast jede zehnte Arbeitskraft in Deutschland schon einmal zu solchen Substanzen gegriffen haben. Einige davon sind verschreibungspflichtige Medikamente, die eigentlich zur Behandlung von Depressionen oder Demenz eingesetzt werden, aber auch psychoaktive illegale Drogen wie Speed oder Ecstasy kommen zum Einsatz. Der Missbrauch von Medikamenten und illegalen Drogen kann mit gesundheitlichen Risiken einhergehen und abhängig machen. Er muss nicht sein, denn die Natur liefert uns verschiedene Strategien, wie wir unser Gehirn leistungsfähiger machen, ohne Schaden zu nehmen.

Eine dieser natürlichen Alternativen kennen Sie sicher schon: Koffein. Das aus der Kaffeebohne bekannte Alkaloid fördert Auf-

!

Mit der Absicht, die Gehirnleistung zu fördern, werden heute viele Medikamente und Drogen eingenommen.

merksamkeit, Wachheit, Gedächtnisleistung und verkürzt die Reaktionszeiten.

Die Wirkung von Koffein

Der Legende nach brachten Ziegen den Menschen die Kaffeebohnen näher. Ein afrikanischer Hirte soll beobachtet haben, dass Tiere, die die Früchte des heute als Kaffeebaum bekannten Gewächses verzehrten, lange wach blieben. Heute ist man sich weltweit der aufputschenden Wirkung von Kaffee bewusst. Diese geht vor allem auf die stimulierende Wirkung des Alkaloids Koffein zurück. Koffein regt unser zentrales Nervensystem an und fördert Konzentration, Aufmerksamkeit, Lernprozesse und reges Denken. Koffein besetzt die sogenannten Adenosinrezeptoren, damit kann der Stoff Adenosin dort nur noch vermindert andocken. Das schmälert die Wirkung von Adenosin, das im Gehirn für Ruhe zuständig ist. Seine Anwesenheit verlangsamt die Aktivität des Gehirns, was in Ruhephasen oder beim Schlafen sehr wichtig ist. Koffein hebt diese Wirkung in Teilen auf und aktiviert die Nervenzellen. Das kann sich auch positiv auf die Stimmung auswirken.

!

Koffein ist eine Art Gegenspieler zum müde machenden körpereigenen Adenosin.

Koffeinhaltige Getränke wie Kaffee machen uns nicht nur geistig, sondern auch körperlich leistungsbereiter. Sie erhöhen die Kapazität der Lunge sowie die Kontraktionskraft und die Frequenz des Herzens. Der Blutdruck erhöht sich durch Kaffeekonsum hingegen nicht, das gilt heute als widerlegtes Gerücht. Kaffee hat noch weitere erstaunliche Wirkungen auf die Gesundheit, diese gehen jedoch weniger auf die Anwesenheit von Koffein, sondern auf andere Stoffe – wie die Antioxidantien – zurück. Regelmäßiger Kaffeekonsum kann Studien zufolge vor einzelnen Krebserkrankungen schützen, das Risiko für Diabetes Typ 2 und chronische Leber- und Nierenerkrankungen reduzieren und den Ausbruch der Parkinson- und Alzheimererkrankung hinauszögern.

Kaffee richtig anwenden

Müssten wir also alle einfach nur mehr Kaffee trinken, um unbegrenzt Energie zu haben und gesund zu bleiben? Leider nicht, auch die Wirkung von Kaffee hat ihre Grenzen. Wer zu viel davon konsumiert, erlebt seine negativen Effekte: Zu viel Kaffee macht unkonzentriert, ruhelos und beschert uns Albträume.

Untersuchungen konnten zeigen, dass sich der aufmunternde und konzentrationsfördernde Effekt von Kaffee am stärksten entfaltet, wenn er tagsüber in kleinen Dosen konsumiert wird. Wer nachts arbeitet, dem wird daher z. B. geraten, den Kaffee schluckweise über mehrere Stunden zu konsumieren. Viele kleine und über den Tag verteilte Portionen Kaffee sind also sinnvoller als ein oder zwei große Tassen Kaffee. Dann sind Koffein und die

!

Mehrere kleinere Portionen Kaffee über den Tag verteilt sind sinnvoller als eine einzelne große.

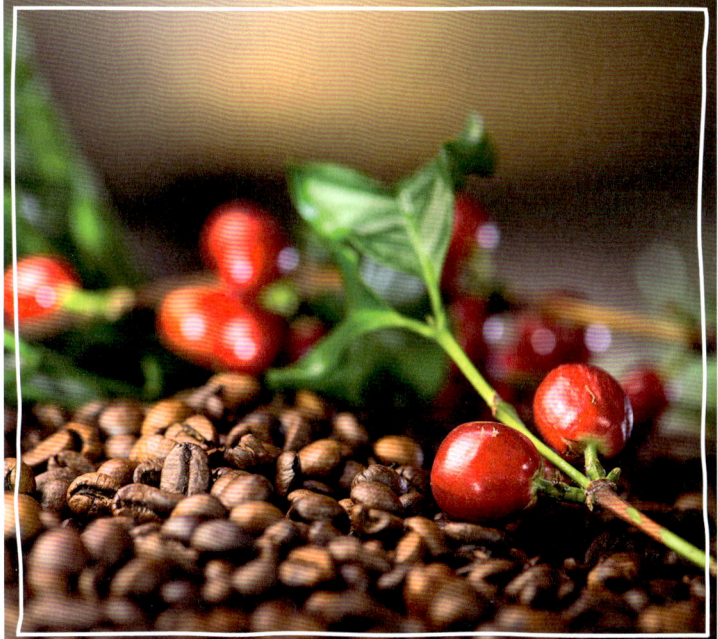

Der Kaffeebaum ist nicht nur ein Wachmacher, sondern auch eine Heilpflanze.

anderen Wirkstoffe des Kaffees gleichmäßig über den Tag verteilt wirksam.

Doch wir wollen unseren Kaffee doch lieber trinken, solange er heiß ist, und nicht alle Stunde an einem kalten Gebräu nippen. Dafür müssen wir die Aufnahme der Kaffeewirkstoffe verzögern, damit das Koffein nicht sofort, sondern nur langsam aufgenommen wird. Dieser Effekt zeigt sich z. B. beim sogenannten Bulletproof-Kaffee, dessen Bezeichnung und Rezept der amerikanische Bestsellerautor Dave Asprey prägte. Der Bulletproof-Kaffee zeichnet sich durch die Verbindung von Kaffee und Fetten aus und wird morgens getrunken. Die Fette versorgen den Körper nicht nur mit Energie, sie verzögern auch die Aufnahme von Koffein. So kann der Bulletproof-Kaffee für mehrere Stunden anhaltend wach und gleichbleibend leistungsbereit machen, ohne „high" zu machen.

Bulletproof-Kaffee

Geben Sie

- 1 EL Butter
- 1 EL Kokosfett
- 1 Tasse frisch zubereiteten Kaffee (Ihre „Standardmenge", die Sie morgens meist trinken)

in einen Mixer. Mixen Sie alles, bis sich eine cremige Schaumkrone bildet.

Dieser Kaffee ist sehr nahrhaft, nach unserem Rezept zubereitet liefert er 250 Kalorien. Der Bulletproof-Kaffee versorgt die Nervenzellen mit schnell verfügbarer Energie. Sie können die mittelkettigen Fettsäuren aus dem Kokosfett besonders gut aufnehmen. Aufgrund seiner hohen Kaloriendichte verzichten viele auf ein Frühstück, sie nehmen morgens nur diesen Kaffee zu sich.

Wichtig zu wissen

Die Dosierung macht den Unterschied: Nebenwirkungen von Koffein wie Kopfschmerzen, Unruhe, Schwitzen, Verdauungsbeschwerden, Schlafstörungen und Zittern können schon ab 200 mg Koffein auftreten. Diese Menge findet sich ungefähr in 250 ml Filterkaffee, 200 ml Espresso, 500 ml schwarzem Tee und in einer Tablette des nicht verschreibungspflichtigen Medikaments Coffeinum.

Die stimulierende Wirkung von vielen koffeinhaltigen Getränken setzt schon innerhalb weniger Minuten ein, nach 15 bis 30 Minuten ist die stärkste Wirkung erreicht – beim Bulletproof-Kaffee dauert es länger. Nach ungefähr vier Stunden zirkuliert nur mehr die Hälfte des aufgenommenen Koffeins im Blut.

Mate, das neue Geheimnis im Profifußball

Ebenfalls koffeinhaltig ist eine Pflanze aus Südamerika, die in den letzten Jahren als Stärkungsmittel auch bei uns in Europa bekannter wurde. Wer den Weltfußball verfolgt, der kennt den Matetee bestimmt schon. Pünktlich zur Weltmeisterschaft berichten Kommentatoren von dem besonderen Gepäck vieler südamerikanischer Mannschaften wie Uruguay. Diese bringen regelmäßig große Mengen getrockneter Pflanzenteile mit zur WM und trinken diese mit der strohhalmähnlichen Bombilha aus einem eigentümlichen Trinkgefäß. Mit diesen aus Kürbissen oder Holz hergestellten Kalebassen sehen wir neuerdings immer mehr Fußballspielende anderer Nationen herumlaufen: Der Franzose Antoine Griezmann stärkt sich damit vor wichtigen Spielen, Weltstars wie Lionel Messi, Paul Pogba oder Gonzalo Higuain eifern ihm nach. Sie alle trinken Matetee, um damit ihre Konzentration, ihre Leistungsfähigkeit und die Reflexe zu verbessern. Bei den

!

Im Profifußball genehmigen sich viele Matetee vor wichtigen Spielen.

Dopingkontrollen gibt es nichts zu beanstanden, denn der Hauptwirkstoff, das Koffein, ist erlaubt.

Die Wirkungen des Matetees sind vielseitig und lassen sich in erster Linie durch den Koffeingehalt erklären: Der Genuss von Matetee macht wach, stärkt das Herzkreislaufsystem und fördert den Energiestoffwechsel. Des Weiteren ist er reich an antioxidativen Verbindungen, die sich in Studien u. a. positiv auf die Zusammensetzung der Blutfettwerte und damit auf die Verhinderung von Arteriosklerose auswirken. Umstritten ist noch, inwiefern sich Matetee als Mittel zur Gewichtsreduktion eignet, als solches wird er oft gepriesen. Studien konnten zeigen, dass seine Saponine die Rückresorption von Cholesterin im Darm hemmen und damit erhöhte Blutfettwerte senken können. Zudem ist er

!

Der Genuss von Matetee kann beim Abnehmen helfen.

Matetee wird traditionell mit der Bombilha gereicht.

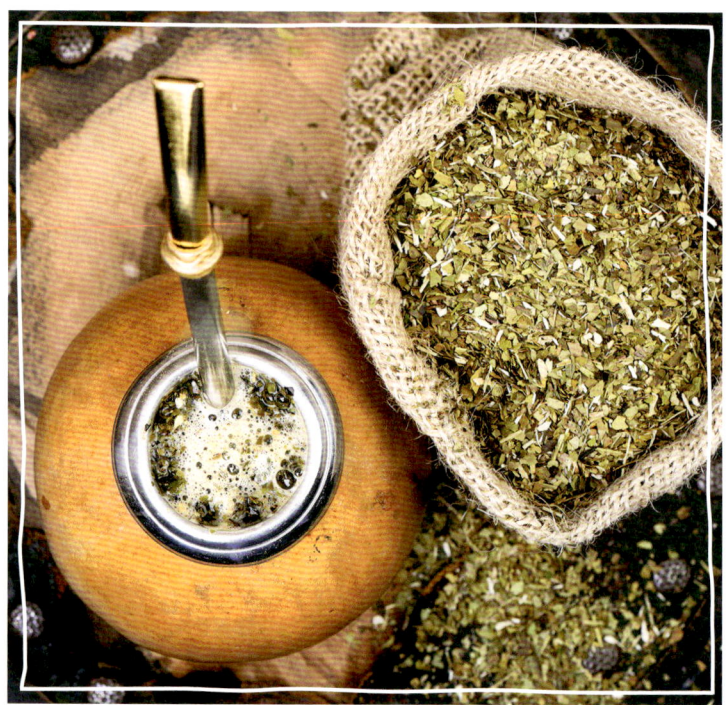

für seine appetithemmende Wirkung bekannt. Der alleinige Konsum von Mate führt sicher nicht dazu, dass die überschüssigen Pfunde purzeln, er ist aber eine sinnvolle Ergänzung, wenn Sie abnehmen möchten.

Das Besondere an Matetee ist sein hoher Mineralstoffgehalt. Die Blätter des Matebaumes enthalten nennenswerte Mengen an Eisen, Kalzium, Kalium und Magnesium. Besonders für die ländliche Bevölkerung Südamerikas ist der Matetee eine wichtige Mineralstoffquelle. Einzelne Wissenschaftler brachten die bei regelmäßigem Konsum aufgenommenen Mineralstoffe auch mit der außergewöhnlichen physischen Stärke der Plantagenarbeiter in Verbindung. Südamerikaner schätzen Mate nicht nur als Mittel gegen körperliche und geistige Erschöpfung, sondern auch als Heilpflanze zur Magenstärkung und bei rheumatischen Erkrankungen, Blutarmut (Anämie) und Depression.

Die traditionelle Zubereitung mit Kalebasse und Bombilha

- Geben Sie eine Handvoll Matetee in die Kalebasse.
- Übergießen Sie die Blätter zunächst mit kaltem oder lauwarmem Wasser und lassen Sie sie fünf Minuten lang ziehen. Saugen Sie den ersten Aufguss mit der Bombilha ab und spucken ihn aus.
- Drücken Sie die nassen Blätter schräg an einen Rand der Kalebasse, die Bombilha legen Sie in den dabei entstandenen Freiraum.
- Übergießen Sie die gut gequollten Blätter mit ca. 70 Grad heißem Wasser und trinken Sie den Tee genüsslich in Ihrem Tempo.
- Ist die Kalebasse leer, können Sie sie mehrmals erneut mit heißem Wasser füllen – der Matetee kann mehrfach verwendet werden.
- Vermeiden Sie es, den Tee mit der Bombilha umzurühren. Dabei verstopfen schnell die Löcher des Saugrohres.

!

Viele Matetees sind belastet: Achten Sie auf gute Qualität beim Kauf!

Es empfiehlt sich, Matetee stets in Bioqualität zu kaufen. Die meisten im Handel erhältlichen Matetees sind leider mit Chemikalien (z. B. Anthrachinon) belastet. So schnitten elf von 14 getesteten Marken im Testverfahren des Verbrauchermagazins Öko-test mit „ungenügend" ab. Mit „sehr gut" bewerteten die Prüfer die Produkte von Tee Gschwendtner und Oasis Bio.

Im Abschnitt „Körperlich fitter: gesundes Doping und natürliche Anabolika" zeigen wir Ihnen später noch, wie Sie aus Mate einen schmackhaften Eistee zubereiten (Seite 108).

Koffein macht wach, ein noch nicht „aktiviertes" Gehirn wird dadurch leistungsfähiger. Das Gegenteil kann passieren, wenn das Gehirn bereits unter Hochdruck arbeitet. Dann kann Koffein dessen Leistung sogar vermindern. Außerdem werden koffeinhaltige Getränke nicht von jedem Menschen vertragen. Aus diesem Grund wollen wir Ihnen noch zwei weitere Pflanzen vorstellen, die wach und konzentriert machen. Die erste haben Sie wahrscheinlich sogar unter Ihren Gewürzen in der Küche.

Rosmarin, der würzige Kaffeeersatz

Rosmarin ist bei uns vor allem als Gewürz bekannt. Weniger verbreitet sind die vielfältigen heilkräftigen Wirkungen der Rosmarinblätter auf unseren Körper. Rosmarin regt nicht nur die Verdauungsorgane an. Seine Wirkstoffe wirken gegen viele Viren und Bakterien, schützen unsere Leberzellen und fördern die Durchblutung, weshalb der Rosmarin u. a. bei rheumatischen Erkrankungen, verschiedenen Menstruationsbeschwerden und Kopfschmerzen Anwendung findet. Die durchblutungsfördernde Wirkung geht vor allem auf den Kampfergehalt seines ätherischen Öls zurück. Kampfer regt das Herzkreislaufsystem und die Durchblutung des zentralen Nervensystems an. Dies lässt den volkstümlichen Einsatz von Rosmarinblättern bei Erschöpfung oder Konzentrations- und Gedächtnisschwäche plausibel erscheinen. Tierstudien konnten die anregende Wirkung von Rosmarin auf das zentrale Nervensystem mittlerweile bestätigen.

Rosmarin macht wach und fördert unsere Denkleistung. Aus diesem Grund können Sie Rosmarintee als Ersatz für Ihren Kaffee nehmen oder mal zwischendurch trinken, wenn Sie schon genug Kaffee oder andere koffeinhaltige Getränke getrunken haben.

Wie anwenden?

Einen Rosmarintee bereiten Sie folgendermaßen zu: Übergießen Sie bis zu dreimal täglich 1 EL getrocknete Rosmarinblätter mit einem Viertelliter siedendem Wasser und lassen Sie sie zugedeckt 20 Minuten lang ziehen. Zum Süßen eignet sich besonders Honig, der zum aromatischen Geschmack des Rosmarins passt.

!

Rosmarin macht wach und fördert unsere Denkleistung.

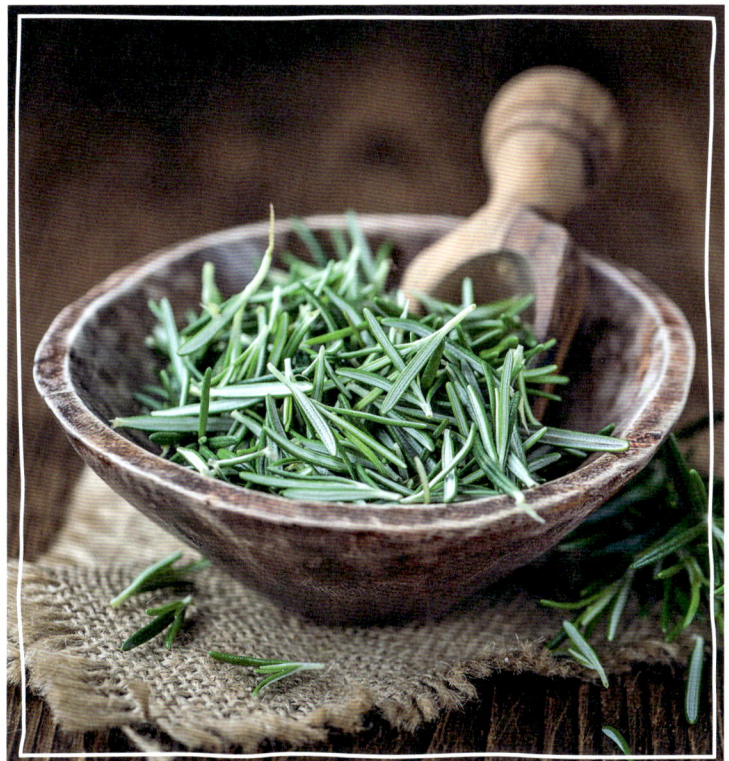

Traditionell wird der im Mittelmeerraum heimische Rosmarin bei geistiger Erschöpfung angewandt.

Rosenwurz: die Überlebenskünstlerin gegen Stress

Bis jetzt haben wir in diesem Kapitel Kaffee, Mate und Rosmarin kennengelernt. Das sind probate Mittel, um uns in Schwung zu bringen und den geistigen Motor anzuwerfen. Es reicht aber nicht aus, „nur" wach zu sein. Die meisten von uns sind heutzutage großem Stress ausgesetzt, sie müssen ihre Leistungen auch unter anhaltender Belastung abrufen können. Dafür brauchen wir noch eine weitere Heilpflanze, eine, die uns stressresistenter macht. Die dafür sorgt, dass wir auch inmitten von Leistungs- und Zeitdruck konzentriert bleiben können. Wo sollen wir eine solche Pflanze finden?

Schroffes, felsiges und exponiertes Gelände sind für die Rosenwurz kein Problem.

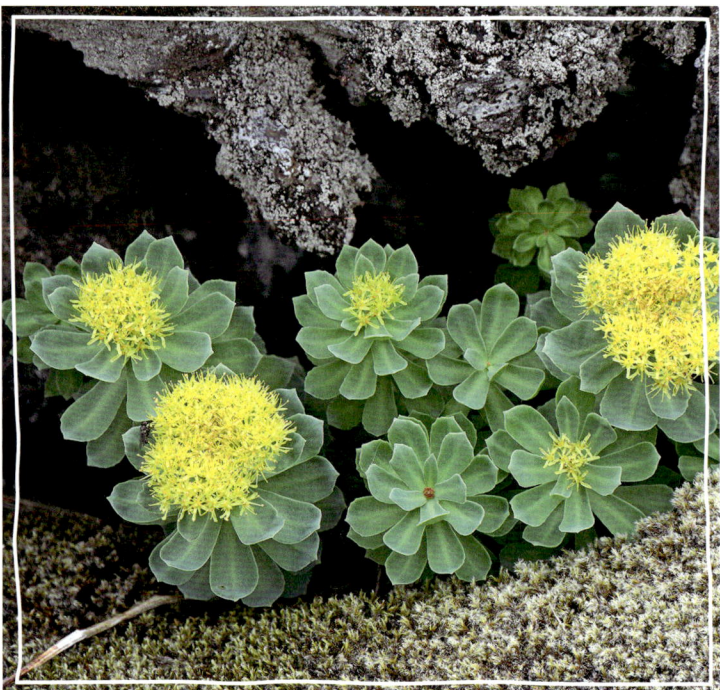

Pflanzenheilkundlern früherer Jahrhunderte verriet der Wuchsort einer Pflanze viel über ihre mögliche Wirkung. So sammelten sie z. B. Heilpflanzen gegen Fieber und Erkältungen an nassen und feuchten Standorten – also dort, wo man sich nasse Füße und Erkältungen holt. An solchen Stellen wächst bei uns etwa die Silberweide (Salix alba) oder der Gewöhnliche Wasserdost (Eupatorium cannabinum). Beides Pflanzen, die bei Fieber und Erkältung hilfreich sein können. An Stellen, die durch Urin von Tieren oder Menschen gut gedüngt sind, hielten sie nach Heilmitteln für Niere und Blase Ausschau und fanden beispielsweise den Gewöhnlichen Löwenzahn (Taraxacum officinale) und die Große Brennnessel (Urtica dioica).

Pflanzen, die Kraft geben sollten, vermuteten sie an stark exponierten Standorten, an Stellen, bei denen sie beim Suchen selbst erschöpft und außer Atem waren. Besonders in den unwegsamen Gegenden des Hochgebirges kann einem das schnell passieren. Dort wächst eine Pflanze, die ein wenig an die bekannte Große Fetthenne (Hylotelephium telephium) erinnert: die Rosenwurz (Rhodiola rosea). Sie zählt wie die Fetthenne zur Pflanzenfamilie der Dickblattgewächse (Crassulaceae). Unter denen finden sich viele Überlebensspezialisten, die wie Kakteen Wasser in ihren Blättern speichern können. Nicht nur diese Eigenschaft nützt auch die Rosenwurz in den extremen Lagen im Hochgebirge oder im rauen Skandinavien. Sie verfügt über einen schlagkräftigen Cocktail an Wirkstoffen, der sie gegen Krankheitserreger schützt.

Viele Wirkstoffe der Rosenwurz zeigen auch bei uns Wirkung, es sieht fast so aus, als würde sie ihre Widerstandkräfte auf uns übertragen. Im Norden Europas und in Asien ist sie schon seit Jahrhunderten als Stärkungsmittel bei geistiger oder körperlicher Erschöpfung in Gebrauch. Die moderne Forschung reihte die Rosenwurz zur Gruppe der Adaptogene. Dazu werden Heilmittel gerechnet, die dem Körper helfen, sich an belastende Situatio-

!

Bei der Rosenwurz finden sich interessante Analogien zwischen Wuchsort und Wirkung.

nen, wie etwa anhaltenden Stress, anzupassen. Aufgrund dieser Eigenschaften sind Adaptogene heute sehr gefragt, schließlich sind Beschwerden und Krankheiten durch Stress sehr häufig. Auch die Rosenwurz wirkt stresslindernd, ihre Inhaltsstoffe wirken sich auf den Spiegel unserer Stresshormone aus.

Die Rosenwurz wirkt zudem auf unseren Energiehaushalt, indem sie die Kraftwerke unserer Zellen, die Mitochondrien, stimuliert. Diese können dadurch mehr ATP (Adenosintriphosphat) bereitstellen, den Energieträger für alle unseren körperlichen und geistigen Leistungen. Dadurch wiederum können wir mehr leisten und uns nach Belastungen auch schneller erholen.

!

Die Wirkung der Rosenwurz: höhere Stressbelastbarkeit, mehr Energie und bessere Erholung.

Schon eine einzelne Einnahme kann kurzfristig die mentale und emotionale Belastbarkeit erhöhen. In Studien konnten sich Versuchspersonen, die Rosenwurzextrakte einnahmen, deutlich besser konzentrieren und Gesehenes leichter merken als solche, die ein Placebo erhielten. Dies liegt laut den beteiligten Forschenden auch daran, dass Rhodiola die Steuerung von Genen im zentralen Nervensystem derart beeinflussen kann, dass wir gelassener agieren. Belastende Hirnaktivitäten werden dazu unterdrückt, entspannende gefördert. Wir sind durch die Rosenwurz in Stresssituationen aber nicht sediert, sondern wach und mit positiver Energie leistungsbereit.

Geistige Arbeit ist anstrengend. Unser Gehirn verbraucht dabei viel Energie und scheint sich vor lang anhaltenden geistigen Kraftakten auch zu schützen, wie neuere Forschungsergebnisse vermuten lassen. Die Evolution hat uns Menschen eigentlich nicht dazu bestimmt, dass wir mehrere Stunden unser Gehirn intensiv beanspruchen. Seiner Überbeanspruchung kann es entgegenwirken, indem es uns körperlich erschöpft fühlen lässt, so die Vermutung der Wissenschaft. Unter längerer geistiger Anstrengung leidet also nicht nur die Konzentration oder das Merkvermögen, sondern auch das körperliche Wohlbefinden. Das bekommen heutzutage viele Menschen zu spüren. Schulkinder,

Studierende und Berufstätige werden geistig oft stark beansprucht. Die Rosenwurz kann hier hilfreich sein. Sie unterstützt unsere kognitive Leistungsfähigkeit und sorgt dafür, dass wir selbst unter Belastung und Stress konzentriert sind. Dabei kann sie uns auch davor schützen, dass chronischer Stress uns krank macht.

Mythos Multitasking

Die digitale Revolution hat fast alle Arbeitsplätze grundlegend verändert. Technische Geräte steigern zwar unsere Produktivität, überfordern aber schnell unser Gehirn. Es ist gewohnt, sich jeden Moment nur einem Problem zu widmen. In unserem Alltag sind da aber oft viele Dinge, denen wir gleichzeitig unsere Aufmerksamkeit schenken möchten. Lange hielt sich der Mythos, wonach viele von uns Multitasker wären, die sich mehreren Aufgaben gleichzeitig widmen können. Die Neurowissenschaft bezweifelt mittlerweile, dass unser Gehirn zu so etwas fähig ist. Es kann sich auf eine, maximal zwei komplexe Tätigkeiten konzentrieren. Dabei kann zwar der Eindruck entstehen, dass wir zu mehr fähig sind: Wir erledigen einen Anruf, beantworten nebenher eine E-Mail, denken über den bevorstehenden Einkauf nach und kritzeln Strichmännchen auf ein Papier. Unser Gehirn widmet sich diesen Prozessen jedoch nicht gleichzeitig, sondern nacheinander. Es wechselt schnell zwischen den Prozessen hin und her, ein Phänomen, das Taskswitching genannt wird. Taskswitching mag effizient aussehen, ist es aber nicht. Mehrere Studien konnten beweisen, dass dadurch unsere Konzentration und damit unsere Produktivität sinken. Taskswitching senkt sogar kurzzeitig unseren Intelligenzquotienten – wir sind währenddessen ein wenig dümmer, als wenn wir uns einer Sache mit voller Aufmerksamkeit widmen. Wer diese Erkenntnisse beherzigt und sich immer nur einer Sache widmet, kann sein geistiges Potenzial besser ausschöpfen.

!

Stressbedingte Energielosigkeit zählt zu den häufigsten in der Sprechstunde geäußerten Beschwerden.

Die Rosenwurz und das Burnoutsyndrom

Laut der Weltgesundheitsorganisation WHO zählt Stress zu den größten Gesundheitsgefahren des 21. Jahrhunderts. Die Folgen von Stress sind unterschiedlich. Sie reichen von kurzfristigen, unangenehmen Beschwerden bis hin zu anhaltenden Einschränkungen von Gesundheit und Wohlbefinden. Chronischer Stress steht mit dem erhöhten Auftreten von Angsterkrankungen, Depressionen oder Bluthochdruck in Zusammenhang. Die stressbedingte Energielosigkeit zählt auch in unserer Praxis zu den am häufigsten geäußerten Beschwerden. Unbehandelt kann sich daraus ein Zustand von anhaltender schwerer Erschöpfung und depressiver Verstimmung entwickeln: das Burnoutsyndrom. Betroffene berichten zudem oft über Schlafprobleme, Verdauungsschwierigkeiten, Ängste, Lustlosigkeit, Konzentrations- und Gedächtnisstörungen. Erste Warnzeichen sind emotionale Erschöpfung und chronische Überforderung.

Vom Burnoutsyndrom ist mittlerweile nicht nur der arbeitende Teil der Bevölkerung betroffen, auch unter Schulkindern und Studierenden machen sich die Folgen von chronischem Stress bemerkbar. Besonders gefährdet sind alleinerziehende Mütter. Diese leiden, einer Studie der DAK zufolge, deutlich mehr unter chronischem Stress als Führungskräfte.

Nun zur Rosenwurz: Sie wird heute bei drohendem oder schon bestehendem Burnout eingesetzt. Dafür sprechen nicht nur ihre adaptogenen Wirkungen, die unsere Leistungsbereitschaft und Energie unter Stress erhöhen. Auch ihre stimmungsaufhellenden, angstlösenden, antioxidativen und erschöpfungswidrigen Eigenschaften sind hierbei von Belang. Dies demonstrierte u. a. eine 2018 veröffentlichte Studie mit 118 Testpersonen mit Burnout. Schon nach sieben Tagen berichteten viele von ihnen über eine gestiegene Belastbarkeit und weniger Erschöpfung.

!

Die unterschiedlichen Wirkungen der Rosenwurz passen zu den typischen Beschwerden bei Burnout.

Wie anwenden?

Rosenwurzextrakte in Kapselform sind die beliebteste Darrei-chungsform. Sie werden z. B. von den Firmen Dr. Willmar Schwa-be *(Vitango)* oder Dr. Loges *(rhodioLoges)* angeboten. Die Kapseln können Sie bei Bedarf statt mit Wasser mit unserem Lerntee (Sei-te 73) einnehmen.

Eine Teezubereitung aus getrockneter Rosenwurz ist nicht zu empfehlen. Der hohe Gerbstoffanteil der Pflanze macht den Tee nicht besonders schmackhaft.

Gedächtnisleistung und Lernleistung steigern mit Ginkgo

Eines der beliebtesten und bekanntesten Naturheilmittel zur Stei-gerung der Gedächtnisleistung sind Ginkgopräparate. Diese wer-den aus dem ursprünglich in China beheimateten Ginkgobaum hergestellt. Zahlreiche Studien konnten zeigen, dass Ginkgoex-trakte Nervenzellen schützen und die Gedächtnisleistung, das Lernvermögen und die Durchblutung verbessern können. Diese Wirkungen zeigen sich vor allem bei alters- oder krankheitsbe-dingtem Nachlassen der geistigen Fähigkeiten. So werden Gink-goextrakte auch bei verschiedenen Demenzerkrankungen emp-fohlen. Ob auch Gesunde ihre geistigen Leistungen mit Ginkgo steigern können, gilt trotz einiger positiver Studien noch als um-stritten. Viele Studierende und Schulkinder nutzen bereits Gink-gopräparate, um leichter zu lernen. Der dabei oft beobachtete Effekt könnte mit dem Botenstoff Dopamin zu tun haben. Ein hoher Dopaminspiegel erleichtert das Lernen, da er zu vielen Aha-Erlebnissen und damit neuen Verknüpfungen im Gehirn führt. Ginkgo kann den Dopaminstoffwechsel erhöhen. In einer Studie stieg die Lernleistung bei Studierenden nach sechswöchi-ger Ginkgoeinnahme im Vergleich zu einem Placebo mehr als

!

Über eine Steige-rung des Dopamin-stoffwechsels kann Ginkgo das Lernen erleichtern.

doppelt so hoch an. Andere Studien sahen nur wenig oder keine Verbesserung der geistigen Leistungsfähigkeit von Ginkgo bei Gesunden.

Wie anwenden?

Ob Ginkgo Gesunden beim Lernen und Erinnern helfen kann, ist noch nicht abschließend geklärt. Fest steht: Bei manchen scheint es zu klappen, bei anderen nicht. Wer versuchen will, zu welcher Gruppe er gehört, sollte einen mehrwöchigen Versuch mit standardisierten Ginkgoextrakten, die von unerwünschten Substanzen befreit sind, machen. Dazu zählen die Extrakte EGb 761 *(Tebonin)* und LI 1370 *(Kaveri).* Die Kapseln können Sie bei Bedarf statt mit Wasser mit unserem Lerntee (Seite 73) einnehmen.

Die Traditionelle Chinesische Medizin nutzt den Ginkgobaum schon jahrhundertelang als Mittel zur Gedächtnissteigerung.

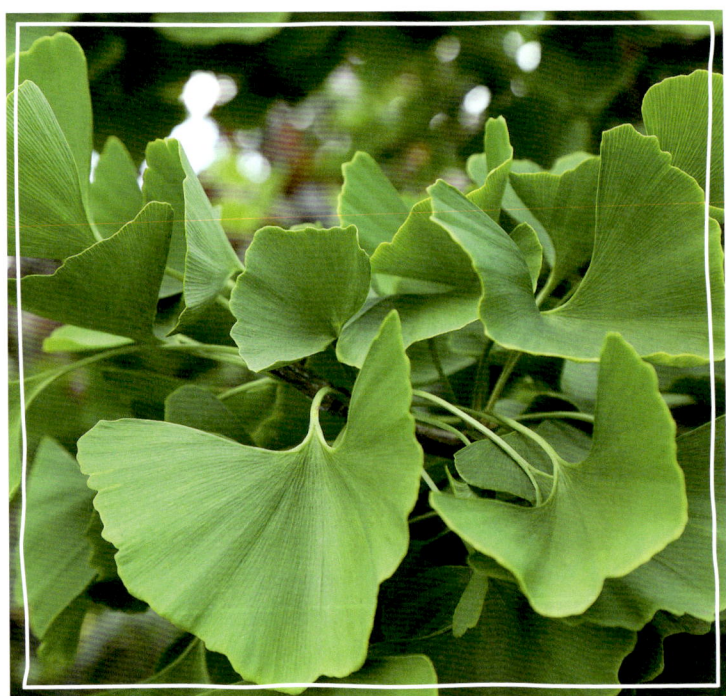

Kraut der Goldschmiede: der Echte Baldrian

Goldschmiede brauchen nicht nur ein ruhiges Händchen. Auch gute Augen sind notwendig, um das kostbare Metall zu kostbarem Schmuck zu verwandeln. Heutzutage stehen ihnen technische Lösungen zu Seite. Die Goldschmiede des Mittelalters wussten sich dafür mit Vergrößerungsgläsern und manchen Kräutern zu helfen. Zu diesen zählt der Echte Baldrian (Valeriana officinalis). Den meisten ist diese Pflanze, die häufig an Gewässern oder auf feuchten Böden wächst, als Einschlafhilfe bekannt. Abends eingenommen kann Baldrian das Einschlafen erleichtern und den Schlaf vertiefen – wie Studien und die praktische Erfahrung

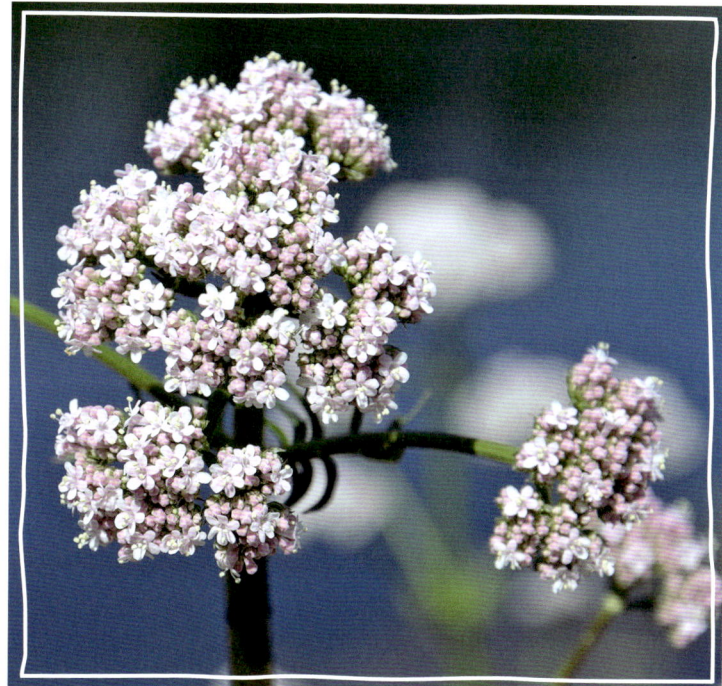

Einige mittelalterliche Kräuterbücher nennen den Baldrian als Kräftigungsmittel für Kopf und Augen.

!

Baldrian wurde viele Jahrhunderte lang als Kräftigungsmittel für den Geist geschätzt.

belegen. Die Goldschmiede des Mittelalters sind jedoch nicht an ihrem Arbeitsplatz eingeschlafen, als sie die Wurzel des Baldrians konsumierten. Im Gegenteil: Sie fühlten sich konzentriert, wach und ruhig.

Die beruhigende Wirkung von Baldrian wird auch heute genutzt, oft auf ärztlichen Rat hin werden Baldrianpräparate bei Unruhezuständen eingenommen. Weniger bekannt ist die früher gebräuchliche Anwendung der Pflanze zur Stärkung von Konzentration und Sehkraft sowie als Kräftigungsmittel bei Erschöpfung durch geistiges Arbeiten. Diese Wirkungen wurden in klinischen Studien zwar noch nicht untersucht, sind aber aufgrund der bekannten Eigenschaften der Heilpflanze plausibel. Ihre Wirkstoffe beeinflussen die Verstoffwechselung zahlreicher Botenstoffe unseres Gehirns, darunter auch von Dopamin, das – wie wir schon gesehen haben – beim Lernen und Verstehen von Zusammenhängen eine wichtige Rolle spielt.

Aus diesen Gründen ist Baldrian Teil unseres „Lerntees", den wir Ihnen in diesem Buch empfehlen. Die Wurzel soll Ihnen dabei helfen, sich beim Lernen oder geistigen Arbeiten besser konzentrieren und Lerninhalte durch einen verbesserten Schlaf länger speichern zu können. Zusätzlich kann Baldrian dabei helfen, die stressbedingte nervöse Unruhe, die sich oft vor Prüfungen einstellt, zu lindern. Ebenfalls im Tee finden sich andere Kräuter wie Rosmarin, Augentrost (Euphrasia officinalis) und Buchweizen (Fagopyrum esculentum), die die Kopfdurchblutung anregen sollen. Der griechische Bergtee (Sideritis scardica) beeinflusst Studienergebnissen zufolge gleich mehrere Botenstoffe im Gehirn – wie Serotonin, Dopamin und Noradrenalin – und kann damit die Gedächtnisleistung steigern. Kurkuma (Curcuma longa) haben wir hinzugefügt, da ihre Wirkstoffe die Aktivität unseres Arbeitsgedächtnisses steigern sollen. Haferkraut (Avena sativa), da es traditionell bei Konzentrationsstörungen und Prüfungsangst Anwendung findet. Die Taigawurzel (Eleutherococcus senticosus) ist

Ihnen vielleicht unter dem Namen „sibirischer Ginseng" bekannt. Sie ist eine adaptogene Pflanze, die wie die Rosenwurz dafür sorgen kann, dass wir selbst unter Belastung konzentriert und leistungsfähig bleiben.

Die Taigawurzel wirkt adaptogen, d. h., sie erhöht unsere Leistungsfähigkeit bei Belastung.

Den Lerntee richtig herstellen

Bestellen Sie sich in einer Kräuterapotheke (siehe Anhang) folgende Mischung:

- Buchweizenkraut (Fagopyrum, Herba): 20 g
- Augentrostkraut (Euphrasia, Herba): 20 g
- Haferkraut (Avena, Herba): 25 g
- Rosmarinblätter (Rosmarinus, Folia): 15 g
- Baldrianwurzel (Valeriana, Radix): 25 g
- Griechischer Bergtee (Sideritis, Herba): 30 g
- Kurkumawurzel (Curcuma, Rhizoma): 40 g
- Taigawurzel (Eleutherococcus, Radix): 35 g

Übergießen Sie bis zu dreimal täglich 1 EL der Teemischung mit einem Viertelliter siedendem Wasser und lassen Sie sie zugedeckt 20 Minuten lang ziehen. Durch die Baldrianwurzel schmeckt dieser Tee etwas eigen, Sie können den Geschmack durch die Zugabe von Zitronensaft und/ oder Honig anpassen.

Wenn die Angst vor dem Versagen in einer Prüfung oder ähnlichen Situation eine große Rolle spielt, können Sie dem Tee noch ein paar Tropfen (Dosierung je nach Empfehlung des Herstellers) CBD-Öl hinzugeben. CBD wirkt angstlösend und hat sich in der Praxis und in Studien als hilfreich erwiesen (Seite 92).

Neuronutrition: die Diät des Schachweltmeisters

Vorbei sind die Zeiten, als im Spitzenschach während des Spiels geraucht, Bier getrunken und auch sonst wenig auf eine gesunde Ernährung geachtet wurde. Spätestens seit der Norweger Magnus Carlsen den Titel des Weltmeisters trägt, gehört eine gezielte Ernährung im Spitzenschach zum Teil des Trainings. Denn die Art der Ernährung hat einen direkten Einfluss auf die Leistung unseres Gehirns. Junkfood erlaubt sich Carlsen nur in Maßen, denn schließlich zeigen Studien, dass dieses Konzentration und Gedächtnisleistung schmälern kann. Der regelmäßige Verzehr von Süßigkeiten oder stark zuckerhaltigen Getränken senkt die Leistungsfähigkeit unserer Nervenzellen. Magnus Carlsen greift lieber zu langkettigen Kohlenhydraten, etwa aus Obst oder Gemüse. Diese sorgen im Gegensatz zu Haushaltszucker für einen konstanten Blutzuckerspiegel, der eine schnelle Erschöpfung des Gehirns und damit manchen Punktverlust am Schachbrett verhindert. Viele Partien werden im heutigen Spitzenschach erst nach einem mehrstündigen Kampf beim Einsetzen der ersten Erschöpfung entschieden. Wer länger konzentriert bleibt, ist also im Vorteil.

!

Gesunde Fette statt Kohlenhydrate: Davon scheint das Gehirn zu profitieren.

Carlsens Ernährungsweise kann auch dazu führen, dass er weniger unüberlegte Entscheidungen trifft. Eine gesunde Ernährung beeinflusst nämlich auch unser Gefühlsleben. Optimal ist eine ausgewogene, abwechslungsreiche Ernährung mit einem großen Anteil an Obst und Gemüsen, ein Übermaß an gesättigten Fettsäuren und Zucker sollte vermieden werden. Wer dies befolgt, ist Studien zufolge weniger aggressiv und entscheidet überlegter im sozialen Miteinander oder in Belastungssituationen. Wer sich einseitig ernährt, neigt dagegen eher zu vorschnellen Entscheidungen. Für eine Diät, bei der Kohlenhydrate zu Gunsten von Fetten stark reduziert werden, konnten Studien unlängst eine positive Wirkung auf die kognitiven Funktionen der Teilnehmenden nachweisen. Carlsen scheint dies bei seiner Diät ebenfalls zu beherzigen, wie die folgende Tabelle veranschaulicht.

Die Diät des Schachweltmeisters

- weitestgehend vegetarische und ballaststoffreiche Ernährung: viele Salate, kurz gegarte Gemüsegerichte
- viele Lebensmittel mit Omega-3-Fettsäuren oder anderen hochwertigen Ölen. Carlsen mag am liebsten Avocados, Walnüsse, Kürbiskerne und etwas dunkle Schokolade. Dann und wann isst er fetten Fisch wie Lachs oder Sardinen
- Verzicht auf zuckerhaltige Lebensmittel wie Schokoriegel, insbesondere bei Belastung. Eine bessere Alternative sind Obst, Trockenfrüchte und Nüsse
- ein möglichst entspanntes und reichhaltiges Frühstück
- Überessen und schwer verdauliche Speisen vermeiden, nicht zu viele Kohlenhydrate

Der norwegische Schachweltmeister legt nicht nur großen Wert auf die Ernährung. Er nutzt auch andere Tricks, um die Leistung seines Gehirns zu fördern, dazu zählen u. a. regelmäßiges Ausdauertraining und Yoga. Natürlich schläft er viel und gerne, die positiven Wirkungen von Schlaf auf unser Gehirn, die wir Ihnen bereits vorgestellt haben, kennt er sicher. Während eines Wettkampfes fällt Carlsen zudem durch seine aufrechte Haltung auf, die er sich antrainiert hat. Eine aufrechte Haltung fördert die Konzentration und Wachsamkeit. Auch das Kauen von Kaugummis hat sich als konzentrationsfördernd erwiesen, u. a. in einer Studie mit Kindern, die Zimtkaugummis kauten – nicht selten sehen wir den Schachweltmeister kauend.

Auch neue wissenschaftliche Erkenntnisse, die seine Form verbessern, integriert Carlsen schnell in seine Trainingsroutine. Vielleicht kennt er schon die neuen Studien zur Nasenatmung.

!

Die aufrechte Haltung während der Wettkämpfe fördert die Wachsamkeit von Carlsen.

Mit der Nase die Gehirnleistung steigern

Die Tätigkeit unseres Gehirns verändert sich auch mit dem Atemrhythmus. Diesen Effekt schrieb die Neurowissenschaft jahrzehntelang dem Umstand zu, dass auf Gehirn und Rückenmark ein leichter Druck beim Einatmen ausgeübt wird. 2019 entkräfteten neue Untersuchungen diese Erklärung. Das Gehirn reagiert nicht auf den Druck der sich vergrößernden Lungenlappen, es wird bei jedem Atemzug auf einem anderen Weg stimuliert. Von den Impulsen der Riechzellen der Nasenschleimhaut breitet sich ein neuronaler Impuls in vielen Teilen des Gehirns aus, der dessen Leistung synchronisiert und stimuliert. Dieser Effekt steigert kurzzeitig unsere mentalen Fähigkeiten, darunter unser räumliches Vorstellungsvermögen, die Konzentration und das Merkvermögen. Eine Studie zeigte z. B., dass sich Probanden Dinge leichter während des Einatmens einprägen konnten. Auch Probleme ließen sich dann leichter lösen.

Diese Erkenntnisse beweisen erneut, dass traditionelle Atemübungen aus dem Yoga oder im Rahmen von Meditationstechniken unseren Geist fokussieren und trainieren. Sie verweisen auch auf die Möglichkeit, dass wir mit kontrolliertem Atmen unserem Gehirn den nötigen Schub geben können. Das kann sich in Prüfungssituationen, beim Lernen oder bei geistig anspruchsvollen Tätigkeiten bezahlt machen – oder uns zwischendurch mal erfrischen, wenn wir uns auf der Arbeit, zu Hause oder in der Universität unkonzentriert fühlen. Wichtig ist dabei das Einatmen durch die Nase. Nur dann zeigte sich in den Studien der beschriebene Effekt.

!

Der Effekt von Atemübungen auf die kognitiven Fähigkeiten ist im asiatischen Raum schon lange bekannt.

Atemübungen für einen fokussierten Geist

Die erfrischende Atempause

Richten Sie im Sitzen oder im Stehen Ihren Oberkörper auf, so dass Sie befreit atmen können. Atmen Sie nun dreimal tief durch die Nase ein. Versuchen Sie dabei Ihren Bauchraum mit möglichst viel Luft zu füllen. Nehmen Sie erneut drei tiefe und lange Atemzüge durch die Nase und füllen damit Ihren Brustkorb.

Lassen Sie Ihre Schultern bei jedem Ausatmen sich entspannen und schwer werden.

Während der Arbeit und beim Lernen

Erinnern Sie sich ab und zu daran, tief durch die Nase einzuatmen. Machen Sie sich regelmäßig die Empfindungen bewusst, die die einströmende Atemluft in Ihrer Nase auslöst. Können Sie den beruhigenden und konzentrationsfördernden Effekt der bewussten Atmung wahrnehmen?

Das bewusste Atmen vertiefen

Fernöstliche Praktiken wie Yoga oder Meditationen sind gute Übungen, um Ihr Bewusstsein für den Atemprozess zu schulen. Zudem fördern sie den Gehirnstoffwechsel. In einer amerikanischen Studie verbesserte schon eine dreimonatige Meditationspraxis die Aufnahmefähigkeit der Teilnehmer.

Zusammenfassung

In unserem Kopf geschehen wundersame Dinge. Vieles ist noch ungeklärt, auch wenn uns die moderne Forschung in den letzten Jahrzehnten viel über das Gehirn gelehrt hat. Was wir schon länger wussten: Seine Arbeit ist energieintensiv und seine Leistung nicht unerschöpflich. Im modernen Alltag werden seine Ressourcen häufig überstrapaziert, darunter leiden Aufmerksamkeit, Konzentration und Lernfähigkeit.

Naturheilmittel können uns dabei helfen, die Versorgung unseres kostbaren Organs zu verbessern und seine Ermüdungserscheinungen hinauszuzögern. Viele dieser Naturheilmittel enthalten Koffein, darunter der Matetee oder Kaffee. Es geht aber auch ohne Koffein: Rosmarintee ist ein würdiger und schmackhafter Kaffeeersatz. Die Rosenwurz steigert unsere geistige Leistungsfähigkeit unter stressigen Bedingungen. Und der Ginkgo kann die Arbeit unseres Gedächtnisses fördern und Heilkräuter wie Echter Baldrian beim Lernen hilfreich sein.

Von der Trainingsroutine des Schachmeisters Carlsen lernen wir viel über weitere Möglichkeiten, unsere Gehirnaktivität zu optimieren. Unter anderem schläft er sehr gerne – weshalb wir Ihnen empfehlen, auch das Kapitel „Die Power des Schlafes" zu berücksichtigen (Seite 46).

NATURAL HIGHS: GUTE LAUNE UND WOHLBEFINDEN

Es ist eine einfache Wahrheit: Glückliche Menschen leben gesünder. Sie sind auch fitter. Für Glück gibt es viele Definitionen und noch viel mehr Rezepte. Für dieses Buch wollen wir Glück als die Freude verstehen, die wir für unser alltägliches Leben empfinden. Gute Laune und Zufriedenheit treiben uns nicht nur an und erleichtern körperliche und geistige Aufgaben. Sie schützen auch vor seelischen und körperlichen Erkrankungen, wie mittlerweile viele aussagekräftige Studien zeigen konnten. Wer sich glücklich fühlt, hat zudem höhere Genesungschancen im Krankheitsfall. Das sind gute Gründe für Glück und gute Laune. Doch seien wir ehrlich: Es ist nicht immer einfach, besonders der anhaltende Stress verleidet vielen die Freude in ihrem Leben.

!

Glück fördert unseren Energiestoffwechsel und unsere Gesundheit.

Drogen gegen die Überforderung

Eine der Folgen ist der wachsende Drogenkonsum in den Industriestaaten. Immer mehr Menschen suchen nicht nur in ihrer Freizeit, sondern auch während der Arbeit eine künstliche Auszeit oder Entspannung durch chemische Substanzen. Sie suchen den Kick an guter Laune und eine Entlastung von all den Reizen, die heute auf uns wirken. Von den vielschichtigen Anforderungen, dem Stress, dem ständigen Gebimmel des E-Mail-Posteingangs oder des Smartphones. Dafür konsumieren viele Menschen verbotene und meist auch gefährliche Substanzen, die in das empfindliche Zusammenspiel der Körperchemie eingreifen. Der Rausch, der eigentlich erholen und stärken sollte, kann zu Suchterkrankungen, psychischen Erkrankungen oder körperlicher Schädigung führen. Das muss nicht sein.

!

Immer mehr Menschen fühlen sich nur unter dem Einfluss von Drogen oder Medikamenten ihren Anforderungen gewachsen.

Wir wollen Ihnen ein paar natürliche und unbedenkliche Methoden vorstellen, die entspannen und unsere Stimmung verbessern können. Sie können uns von dem Karussell unserer Gedanken befreien und uns mit unserer nährenden, kreativen Mitte wiedervereinen. Einzelne Methoden und Stoffe, die wir Ihnen vorstellen, sind sogenannte „Natural Highs". Sie unterscheiden sich deutlich von den sogenannten „Legal Highs".

Natural Highs versus Legal Highs

Entspannung und Bewusstseinserweiterung auf Knopfdruck versprechen viele Drogen. Die meisten davon sind illegal, und dieser Umstand reicht schon, dass viele die Finger davon lassen. Wie sieht es aber mit legalen Rauschmitteln aus, zu denen auch „Legal Highs" zählen? Ist der Konsum dieser Chemikalien vielleicht unbedenklich? Legal Highs, auch „neue psychoaktive Stoffe" oder Designerdrogen genannt, sind chemische Verbindungen, die nicht verboten sind. Genauer gesagt: Sie sind noch nicht verboten. Ihre Hersteller spielen Katz und Maus mit der Justiz. Sobald einer der synthetischen Stoffe verboten wird, bringen sie einen ähnlichen auf den Markt und bieten diese Chemikalie als Kräutermischung oder Badesalz getarnt an. Dass dieses dann eine Zeit lang legal ist, bedeutet nicht, dass es ungefährlich ist, im Gegenteil. Die, die am häufigsten zu Legal Highs greifen, sind junge Menschen auf der Suche nach Rausch und Abenteuer. Häufig enden diese mit kurzzeitigen oder anhaltenden psychischen Problemen, auch Todesfälle sind bekannt. Denn selbst wenn die Rettungskräfte rechtzeitig eintreffen, sind sie manchmal machtlos. Weder sie noch die Betroffenen wissen, was und wie viel konsumiert wurde.

Legal Highs sind also extrem gefährlich. Widmen wir uns lieber den „Natural Highs". Das sind natürliche Stoffe und Methoden, von denen keine Gefahr für die Gesundheit oder das polizeiliche Führungszeugnis ausgeht. Doch auch sie können uns rauschhafte Glückszustände verschaffen.

Schokolade: Lebensmittel oder Droge?

„Schokolade macht eben süchtig." So rechtfertigen wir gerne unseren Schokoladenkonsum. Und tatsächlich scheint an dieser Aussage etwas dran zu sein. Kaum ein anderes Lebensmittel begeistert so wie Schokolade. Ihr Konsum aktiviert gleich mehrere Zentren im Gehirn und wirkt dadurch auch psychoaktiv. Dass dies nur am Zucker liegt, konnten mehrere Publikationen ausschließen. Es liegt vor allem an der Rohsubstanz der Schokolade, der Kakaobohne. Diese enthält mehrere Wirkstoffe, die u. a. den Stoffwechsel der Botenstoffe Serotonin und Dopamin beeinflussen. Dass beide wesentlich für unser Wohlbefinden sind, haben Sie wahrscheinlich schon einmal gehört. Sie heben unsere Stimmung und sorgen für gute Laune. Wahrscheinlich haben Sie aber noch wenig darüber gehört, welche erstaunlichen gesundheitlichen Wirkungen die Kakaobohne sonst noch bietet und wie wir mit ihr angenehme Rauschzustände erleben können.

> **!**
>
> Schokolade zählt zu den beliebtesten Lebensmitteln bei Jung und Alt.

Der Kakao – eine der am besten erforschten Heilpflanzen

Die medizinische Forschung beschäftigte sich in den letzten Jahrzehnten intensiv mit der Kakaobohne, so dass sie zu den bestuntersuchten Heilpflanzen zählt. Im Fokus des Interesses standen dabei jedoch weniger deren berauschende Effekte, sondern der mögliche gesundheitliche Nutzen des Kakaokonsums.

Muskelkraft und Leistungsfähigkeit. Kleinere Studien demonstrierten die erschöpfungswidrigen Effekte des Kakaos. Davon profitierten z. B. Menschen mit Multipler Sklerose (MS), die an schwerer Erschöpfung (Fatigue) litten, und Menschen mit dem Chronic Fatigue Syndrom (CFS). In einer 2016 veröffentlichten Studie zeigten sich die kräftigenden Effekte von schwarzer Schokolade bei älteren Menschen. Auch bei Sportlerinnen und Sportlern zeigten sich leistungssteigernde Effekte nach der Einnahme von dunkler Schokolade oder anderen Kakaoprodukten.

Erklären lässt sich das u. a. so: Nicht nur Nitrate aus Lebensmitteln wie Rote Bete fördern die Bildung von Stickstoffmonoxid im Körper (Seite 109), auch Kakao kann dies. Das bedeutet: Diese Lebensmittel können den Sauerstoffbedarf der Muskulatur drosseln. Dadurch können die Muskeln den vorhandenen Sauerstoff besser ausnutzen. Dieser Effekt ist der gesteigerten Produktion von Stickstoffmonoxid (NO) geschuldet, das z. B. der tibetischen Bevölkerung das Leben in großer Höhe erleichtert. Ihr Blut weist bis zu zehnmal so hohe NO-Werte auf wie das unsere. Auch die antioxidativen Eigenschaften von Kakao steigern die körperliche Leistungsfähigkeit. Diese machen sich unter starken Belastungen bemerkbar, indem sie die negativen Auswirkungen des sogenannten oxidativen Stress puffern. Dabei werden Radikale gebildet, die u. a. die Leistung von Muskelzellen schwächen können. Daneben spielt auch die Auswirkung der Kakaowirkstoffe auf die sogenannte Insulinsensitivität unserer Zellen eine Rolle. Diese wiederum fördert Muskelaufbau und -leistung. Daher werden wir die Insulinsensitivität ebenfalls noch im nächsten Kapitel genauer besprechen.

Sehr interessant sind aber auch die Forschungen, die die Effekte des Kakaos auf das zentrale Nervensystem untersuchen. Diese zeigen, dass einzelne seiner Farbstoffe die Sauerstoffaufnahme der Gehirnzellen, die Durchblutung des Gehirns und damit unsere Konzentration und Denkleistung verbessern können. Zusätzlich wirken sie gegen die ermüdenden Auswirkungen von Belastungen und bieten damit einen Schutz gegen Stress. Diesen Effekt unterstützt auch der hohe Magnesiumgehalt des Kakaos. Die bessere Versorgung mit Glukose und Sauerstoff im Gehirn schärft zudem unser Sehvermögen: Zwei Stunden nach dem Verzehr von dunkler Schokolade verzeichnete ein kalifornisches Forschungsteam einen Anstieg von Sehschärfe und Kontrastwahrnehmung.

Bringt der Schokoladenkonsum einen auch näher an den Nobelpreis? Dieser nicht ganz ernst gemeinten Fragestellung ging

!

Kakao fördert die körperliche Leistungsfähigkeit.

2011 der Wissenschaftler Franz H. Messerli nach. Seine statistische Auswertung konnte einen Zusammenhang zwischen dem Schokoladenkonsum eines Landes und der Anzahl seiner Nobelpreisträger feststellen.

Herzkreislaufsystem. Sehr gut untersucht sind die positiven Effekte von Kakao auf unser Herzkreislaufsystem. Die Wirkstoffe der Bohne können den Blutspiegel von günstigem HDL-Cholesterin steigern, die Elastizität von Gefäßwänden wiederherstellen, den Blutdruck und die Blutgerinnung positiv beeinflussen. Dass Schokoladenkonsum sich auch günstig auf das Körpergewicht auswirkt, ist zumindest aufgrund der Wirkung auf Appetit und Blutfette von Kakao plausibel, bewiesen ist es aber noch nicht. Die Studie, die das beweisen sollte und ein gigantisches Medienecho provozierte, wurde vom Mitautor John Bohannon selbst als Täuschung entlarvt. Er wollte demonstrieren, wie unkritisch zweifelhafte Studienergebnisse in der Öffentlichkeit verbreitet werden.

Die appetithemmenden Wirkungen von Kakao können jedoch tatsächlich beim Abnehmen helfen. Diese entfalten sich nicht nur, wenn wir ihn konsumieren. Eine Studie mit Frauen im Alter zwischen 25 und 30 Jahren zeigte, dass allein schon der Geruch von Kakaoprodukten dafür ausreicht, denn dieser fördert die Produktion des appetithemmenden Hormons Ghrelin. Diese Effekte können laut mehreren Auswertungen das Risiko für Erkrankungen des Herzkreislaufsystems reduzieren. Dies gilt auch für das Risiko, an Diabetes Typ 2 zu erkranken, wofür die Auswirkungen auf die Insulinsensitivität verantwortlich sind.

> !
>
> Geruch und Geschmack fördern die Produktion des appetithemmenden Hormons Ghrelin.

Starke Immunabwehr. Zusätzlich stimuliert das Trinken von Kakao unser Immunsystem, wie ein japanisches Forschungsteam zeigte. Dieser Effekt verschaffte Versuchspersonen in einer Studie sogar einen besseren Schutz gegen Grippeviren. Der Stoff Theobromin aus dem Kakao stimuliert unsere Abwehrzellen, während seine Gerbstoffe und Flavonoide antiviral wirken. Auch Bakterien macht der Kakao das Leben schwer, insbesondere jenen Vertretern, die in unserer Mundhöhle ihr Unwesen treiben und Karies verursachen. Aus diesem Grund empfiehlt es sich, sich den Mund mit dem von uns empfohlenen Kakaogetränk (Seite 90) kurz zu spülen, bevor Sie es schlucken.

Andere Bakterien, die uns nützlich sind, profitieren hingegen vom regelmäßigen Kakaotrinken. Sie ahnen wahrscheinlich schon, wo wir diese finden: im Darm. Studien zeigen, dass die Darmflora durch die Inhaltsstoffe von Kakao sich besser regeneriert. Gerade die Darmflora leidet unter unserem modernen Lebensstil. Stress, einseitige Ernährung, Medikamente und Umweltgifte machen ihr zu schaffen, was sich wiederum auf unsere Gesundheit und unser Wohlbefinden auswirkt. Das Trinken von Kakao kann dem entgegenwirken. So konnte eine Studie zeigen,

!

Kakao kann über die Pflege der Darmflora stress-resistenter machen.

Kakao ist eine Heilpflanze mit einem sehr großen Wirkspektrum.

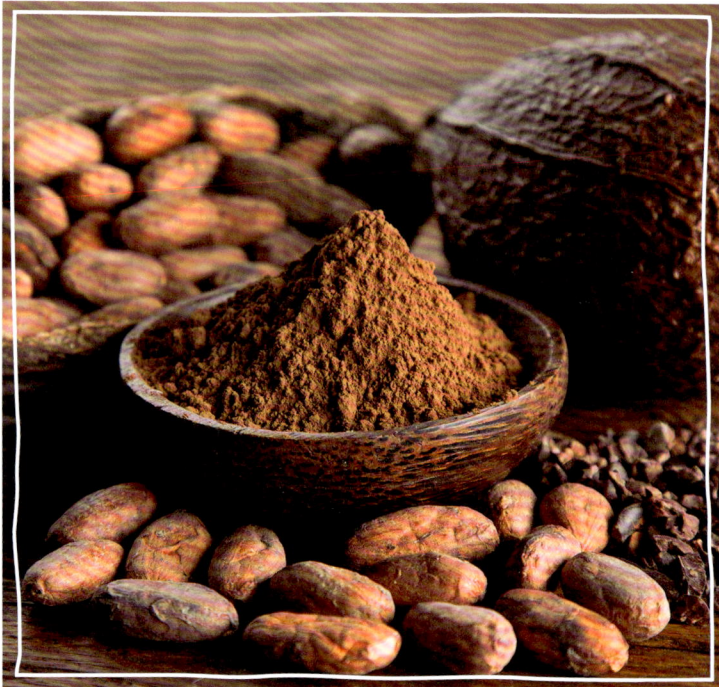

dass die durch dunkle Schokolade bedingte Optimierung der Darmflora zu einer verbesserten Stressantwort führte, die beteiligten Testpersonen litten weniger unter Stressbelastung. Für diese Effekte scheinen neben den Flavonoiden vor allem die Kohlenhydrate des Kakaos verantwortlich zu sein. Letztere wirken präbiotisch, d. h. sie fördern Aktivität und Wachstum von hilfreichen Darmbakterien.

Durch die vielen antioxidativen Stoffe stärkt der Kakao auch unser körpereigenes Entgiftungssystem, Kakaokonsum begünstigt also unser Detoxpotenzial.

Psychoaktive Wirkungen der Kakaobohne: eine chemische Liebesgeschichte

Wir haben verschiedene heilsame Eigenschaften der Kakaobohne kennengelernt. Viele davon sind uns im alltäglichen Leben nützlich. Doch jetzt wollen wir uns dem eigentlichen Thema dieses Kapitels widmen und betrachten, inwiefern Kakao unser Seelenleben verbessern kann. Kakao verfügt über eine Reihe psychoaktiver Substanzen, die unsere Stimmung positiv beeinflussen können. Wir haben diese in der folgenden Tabelle aufgeführt.

So beeinflusst Kakao unsere Stimmung

PSYCHOAKTIVE SUBSTANZ	WIRKORT/WIRKWEISE	WIRKUNG
Beta-Phenylethylamin (PEA, Abkömmling einer Aminosäure)	zentrales Nervensystem (ZNS), stimuliert die Freisetzung von Dopamin und Serotonin	stimulierend und euphorisierend, wird mit dem Entstehen von Lust- und Glücksempfinden in Verbindung gebracht
Theobromin, Koffein, Theophyllin (Alkaloide)	ZNS, hemmen u. a. die Wirkung von Adenosin, das Müdigkeit auslöst	anregend, stimmungsaufhellend
Flavonoide (Farbstoffe)	ZNS, Gefäßsystem im Gehirn – fördern die Durchblutung	entspannend, wirken gegen geistige Energielosigkeit
N-Acylethanolamine wie N-Oleoylethanolamin, N-Linoleoylethanolamin und Anandamid (Fettsäuren)	Endocannabinoidsystem, unterstützt das körpereigene Anandamid	stimmungsaufhellend und euphorisierend
Tryptophan (Aminosäure)	ZNS, kann das Entstehen von Serotonin fördern	stimmungsaufhellend
Salsolinol (Alkaloid)	Dopaminstoffwechsel im ZNS, körpereigenes Opioidsystem	steigert Glücksempfinden und Antrieb
Kohlenhydrate	wahrscheinliche Interaktion mit dem Opioidsystem	stimmungsaufhellend, möglicherweise auch stressreduzierend
ätherisches Öl	u. a. limbisches System	verantwortlich für die stimmungsaufhellenden Wirkungen von Geruch und Geschmack

Hätten Sie das gedacht? Im Rohstoff der Schokolade steckt ein ganzer Cocktail an psychoaktiven Substanzen, die unseren Hirnstoffwechsel beeinflussen. Sie heben dadurch nicht nur unsere Stimmung. Sie können sogar rauschhafte Glückszustände auslösen und bisherigen Studien zufolge sich positiv bei depressiver Verstimmung, Hoffnungslosigkeit und Hilflosigkeit auswirken.

Entscheidend hierfür ist das Vorkommen von Beta-Phenylethylamin (PEA). Mit dem als „Liebesdroge" bekannten Stoff haben Sie schon Bekanntschaft gemacht, genauer gesagt: Sie kommen jeden Tag mit ihm in Berührung, denn Ihr Körper bildet PEA auch selbst. Wenn er das besonders intensiv tut, fühlen Sie sich berauscht. Können Sie sich daran erinnern, als Sie das letzte Mal verliebt waren, es im Bauch kribbelte und ein berauschendes, warmes Gefühl sich breitmachte? Ausgelöst hat dies ein anderer Mensch, vermittelt wurde es durch PEA. PEA ist an verschiedenen angenehmen rauschhaften Zuständen beteiligt, nicht nur bei Verliebten, sondern auch beim sogenannten Runner's High (Läuferhoch bzw. rauschähnliches Glücksgefühl im Ausdauersport) oder speziellen Meditationen.

Bei der Wirkung von Kakao spielt noch ein anderer körpereigener „Wohlfühlstoff" eine wichtige Rolle, das Anandamid (Arachidonylethanolamid). Sein Name lehnt sich an das Wort „ananda" aus dem Sanskrit ab, das Freude, Glück und Ekstase bedeutet. Der Name ist gut gewählt, denn Anandamid reguliert nicht nur die Tätigkeit unseres Immunsystems, die Schmerzwahrnehmung und unseren Appetit. Es fördert auch das Entstehen von Glücksgefühlen, Wohlbefinden und rauschhaften Zuständen wie dem erwähnten Runner's High. Kakao kann den Anandamidspiegel in unserem Körper steigern. Zum einen enthält er in Spuren Anandamid, daneben noch Fettsäuren, die den Abbau von Anandamid hemmen.

Nicht in der Tabelle aufgeführt haben wir den als „Glückshormon" bekannten Stoff Serotonin. Serotonin ist zwar in Schokolade enthalten, kann aber nicht die Blut-Hirn-Schranke überwinden, wenn wir es mit der Nahrung aufnehmen. Deshalb ist es an der beglückenden Wirkung von Kakao wahrscheinlich nicht beteiligt. Von Belang ist hingegen die Aminosäure Tryptophan, da

> **!**
> Viele verschiedene Stoffe führen zu den stimmungsaufhellenden bis euphorisierenden Effekten.

> **!**
> Über spezielle Fettsäuren wirkt Kakao auf unser Endocannabinoidsystem.

sie die körpereigene Produktion von Serotonin fördert. Dieser Effekt wird durch Zucker verstärkt, dieser hebt den Insulinspiegel und der sorgt wiederum dafür, dass mehr Tryptophan ins zentrale Nervensystem gelangt.

Darum empfehlen wir Rohkakao

Die stimmungsaufhellende Wirkung von Kakao kommt schon beim Genuss einer Schokolade zu tragen, jedoch nur zum Teil. Um das volle Potenzial der Kakaobohne zu genießen, empfehlen wir die Verwendung von Rohkakao. Im Unterschied zum bei uns gebräuchlichen Kakao wird dieser nach der Fermentation nicht geröstet. Die Röstung verleiht dem Kakao sein kräftiges Aroma und die dunkle Farbe. Durch die dabei verwendete Hitze gehen aber leider wertvolle Inhaltsstoffe verloren. Dies betrifft vor allem die wertvollen antioxidativen Flavonoide, wie z. B. die Flavonole und Catechine. Sie sind an den meisten der genannten gesundheitlichen Wirkungen beteiligt. Sie verbessern unsere Laune, schützen unsere Nervenzellen vor Stress und Alterungsvorgängen, fördern die Durchblutung und damit unsere physische und geistige Fitness.

Für die einfache tägliche Anwendung eignen sich viele Rohkakaosorten. Um die euphorisierende und gleichzeitig entspannende Wirkung von Kakao intensiv zu erleben, bedarf es dabei einer speziellen Qualität, die auch für Kakaozeremonien (Seite 90) verwendet wird. Zum einen wird dieser Rohkakao meist aus der Criollobohne gewonnen. Sie gilt als die edelste und älteste Kakaosorte und zeichnet sich u. a. durch einen niedrigen Säuregehalt aus. Zum anderen wird bei der Verarbeitung der Bohnen streng darauf geachtet, deren Inhaltsstoffe weder durch Hitze, noch durch andere Einflüsse zu verändern. So werden diese meist schonend per Hand geerntet, in der Sonne getrocknet und zu einer Paste geformt. Diese ist als Block oder Pellets erhältlich, im Anhang finden Sie ein paar Bezugsquellen.

Rohkakao: vom Stoff des Kakaoschamanen zur neuen Partydroge?

Südamerikanischen Kulturen wie den Maya waren die Heilwirkung der Kakaobohne schon über mindestens 4000 Jahre lang bekannt. 2018 fand ein Forschungsteam Kakaoreste in einer ca. 5500 Jahre alten Siedlung im Hochland von Ecuador. Die Kakaobohne war vielen südamerikanischen Kulturen heilig und sollte eine Verbindung zwischen dem Göttlichen in den Menschen und der Natur wiederherstellen. Sagen berichten, dass der Kakao die Welt versöhnen könne, wenn sich die Menschheit zu weit von der Natur entferne. Demnach käme uns der Kakao wie gerufen, denn unser Lebensstil hat sich weit von den natürlichen Kreisläufen entfernt. Und auch Versöhnung hätte die sich in Konflikten spaltende Menschheit bitter nötig.

Keith Wilson kennt dafür ein natürliches Ritual in meist herzlicher, warmer Atmosphäre: die Kakaozeremonie. Der als Kakaoschamane bekannte Wilson ist ein geschätzter Mann im Mayahochland von Guatemala. Er hat die psychoaktive Heilkraft der Kakaobohne wiederentdeckt und gibt diese in Ritualen denen weiter, die sinnstiftende Erfahrungen oder Heilung suchen. Er beschert in Südamerika vielen Bauern ein gutes Einkommen und wird von Menschen aus der ganzen Welt besucht. Wer einmal eine Kakaoparty erlebt hat, glaubt gerne an die Frieden stiftenden Eigenschaften der Bohne. Die Teilnehmenden treffen sich zum gemeinsamen Rohkakaotrinken, danach meditieren sie, machen Yoga oder tanzen – oft die ganze Nacht hindurch. Andere Drogen wie Alkohol sind nicht notwendig. Solche Veranstaltungen finden mittlerweile auf der ganzen Welt, besonders in den Metropolen wie Paris, New York und Berlin statt. Die Leute sind meist nett zueinander und freundlich, Konflikte, wie nach dem Konsum von Alkohol, bleiben aus. So ein friedliebendes Miteinander alleine kann schon glücklich machen, zudem erleben viele einen angenehm belebenden Kakaorausch.

> **!**
> Rohkakaopartys fallen durch ihre meist herzliche, warme Atmosphäre auf.

Ihre persönliche Kakaozeremonie – raus aus dem Kopf und rein ins Gefühl

Sind Sie neugierig geworden? Rohkakao lässt sich relativ gut dosieren. Kleinere Dosierungen können uns helfen, den Alltag leichter zu bewältigen, größere Dosierungen eine Auszeit vom Alltag bescheren. Das folgende Rezept eignet sich gut für eine Unterstützung im Alltag.

Geben Sie die folgenden Zutaten in einen Mixer:
- 20 g zerkleinerten Rohkakao
- 1 TL Zimt
- 1 Prise Salz
- 1 Prise Cayennepfeffer
- ¼ Liter warmes Wasser (maximal 40 Grad Celsius)
- Süßungsmittel wie Ahornsirup oder Agavendicksaft nach Belieben

Alles gut durchmixen und schon ist eine Tasse Rohkakao fertig. Der intensive Kakaogeschmack ist für manche vielleicht gewöhnungsbedürftig. Der hohe Kakaoanteil macht das Getränk cremig.

!

Für eine intensivere Wirkung ist eine Dosierung von 40 g sinnvoll.

Sie möchten eine intensivere Wirkung? Dann können Sie die Dosierung im Rohkakaorezept verändern, unserer Erfahrung nach zeigen 40 g Rohkakao pro Portion eine gute Wirkung. Die ideale individuelle Dosis kann aber auch darunter liegen. Optimal ist, Sie tasten sich in mehreren Versuchen an die 40 g heran: Beginnen Sie mit 20 g und steigern diese Menge jedes Mal um 5 g. 40 g pro Dosis sollten nicht überschritten werden. Vor allem abends sollte eine hohe Dosierung nur gewählt werden, wenn Sie vorhaben, noch länger wach zu bleiben. Ansonsten könnte das Einschlafen schwerfallen. Am Tag nach einer hohen Dosierung sind Kopfschmerzen möglich.

Wer die volle Wirkung von Kakao erfahren will, der sollte nicht nur die Dosierung anpassen, sondern auch auf das richtige Ambiente achten. Bei Kakaozeremonien und -partys auf der ganzen Welt beobachten Konsumenten, wie sich Kakaogenuss und eine entsprechende Umgebung gegenseitig befruchten. Mittlerweile interessieren sich auch Forschungsteams für diesen Effekt, so z. B. eine Gruppe um den Psychologen Brian P. Meier vom Gettysburg College. Sie konnte zeigen, dass Kakao und Achtsamkeitsmeditation sich gegenseitig verstärken. Der Verzehr von Schokolade verstärkte das Glücksempfinden von Meditierenden deutlich.

Was sieht also das richtige Setting für den Kakaogenuss aus? Wer einmal entsprechende Mengen konsumiert hat, beschreibt meist, dass Rohkakao harmonisiert und das Herz öffnet. Durch den Genuss von Rohkakao öffnen wir uns für unsere innere Gefühlswelt. Er kann dabei helfen, Widerstände und die inneren Schutzmauern aufzulösen. Dies sollte selbstverständlich in einer Umgebung geschehen, in der Sie sich sicher, ungestört und wohlfühlen. Die eigenen vier Wände eignen sich dazu am besten. Bereiten Sie sich eine ruhige, wohlige und freundliche Atmosphäre. Trinken Sie dann eine Tasse Kakao, langsam und bewusst. Stimmen Sie sich innerlich darauf ein, dass Sie etwas für Ihr innerliches Wachstum tun und eine alte Heilpflanze konsumieren.

> **!**
>
> Schaffen Sie für sich eine sichere und wohlige Oase der Ruhe.

Nach dem Genuss fühlen Sie sich wahrscheinlich energetisiert und fokussiert. Dieser Zustand kann ein paar Stunden anhalten und eignet sich besonders für spirituelle und kreative Arbeit. Was passt zu Ihnen? Vielleicht langsames Yoga, Meditation, Malen, Tanzen oder Musik? Vielleicht wollen Sie einfach nur die Augen schließen und Ihre Lieblingsmusik hören oder Ihre Gedanken und Emotionen sortieren, indem Sie etwas schreiben. Wenn Ihnen nichts einfällt, dann wollen Sie vielleicht eine geführte Meditation versuchen? Besonders geeignet sind Meditationen, die Mitgefühl oder Herzensgüte wecken, im Anhang nennen wir hierzu ein paar Anregungen. Oder Sie gönnen sich einfach Momente, in denen Sie gar nichts machen. Machen Sie Ihre persönliche Kakaozeremonie zu einem nährenden Erlebnis. Vielleicht kennen Sie jemanden, mit dem Sie die Kraft dieser Pflanzenmedizin gemeinsam erleben möchten?

Balsam für das Wohlbefinden: Cannabidiol (CBD)

Das Endocannabinoidsystem haben wir bereits kurz erwähnt. Es handelt sich um einen Komplex aus Rezeptoren und Botenstoffen in unserem Körper. Die Botenstoffe heißen Endocannabinoide und sind an der Regulation vieler wichtiger Körperabläufe beteiligt. Sie regulieren die Leistung des Abwehrsystems, den Verlauf von Entzündungen, den Appetit und die Verarbeitung von Schmerzen und Gedächtnisinhalten. Daneben wird auch unser Wohlbefinden beeinflusst. Wer ein gesundes Endocannabinoidsystem hat, leidet weniger unter Ängsten, Stress oder schlechter Laune und fühlt sich insgesamt wohler. Leider kommt unser Endocannabinoidsystem unter Druck aus dem Gleichgewicht: Stress, einseitige Ernährung und Chemikalien unserer Umwelt machen ihm zu schaffen. Der amerikanische Wissenschaftler Ethan Russo geht davon aus, dass eine Fehlfunktion dieses Systems heute hinter vielen Erkrankungen und Befindlichkeitsstörungen steckt. Der Neurologe ist einer der bekanntesten Cannabisforscher und sieht in der Hanfpflanze ein wichtiges Therapiemittel für das gestresste Endocannabinoidsystem. Die in Cannabis gefundenen Hauptwirkstoffe, die Cannabinoide, wirken direkt auf das Endocannabinoidsystem. Damit können sie bei vielen Erkrankungen und Beschwerden hilfreich sein, womit wir uns ausführlich in unserem Buch „Cannabis und Cannabidiol (CBD) richtig anwenden" beschäftigt haben (siehe Anhang).

Eines der Cannabinoide aus dem Hanfgewächs ist das Ihnen vielleicht schon bekannte Cannabidiol, kurz CBD. CBD erzeugt

> **!**
>
> Unser moderner Lebensstil macht dem Endocannabinoidsystem zu schaffen.

keine Rauschwirkungen und ist deshalb frei verkäuflich. Menschen mit unterschiedlichen Erkrankungen und Beschwerden können von dessen Einnahme profitieren. CBD wird z. B. bei epileptischen Erkrankungen, unterschiedlichen Schmerzzuständen, Durchschlafstörungen, Angsterkrankungen oder Krebserkrankungen eingenommen.

Auch viele Gesunde nehmen den Wirkstoff ein, um ihren Alltag besser bewältigen zu können. Sie fühlen sich wohler durch CBD, besser gelaunt, weniger gestresst und weniger ängstlich. Dass CBD sich deutlich auf die Stimmungslage auswirken kann, hat in erster Linie mit der Interaktion von CBD und Anandamid (Seite 87) zu tun. CBD hemmt nämlich Enzyme, die diesen Wohlfühlstoff abbauen. CBD beruhigt zudem unsere Nerven und löst

!

CBD kann alltägliche Sorgen und Ängste lindern.

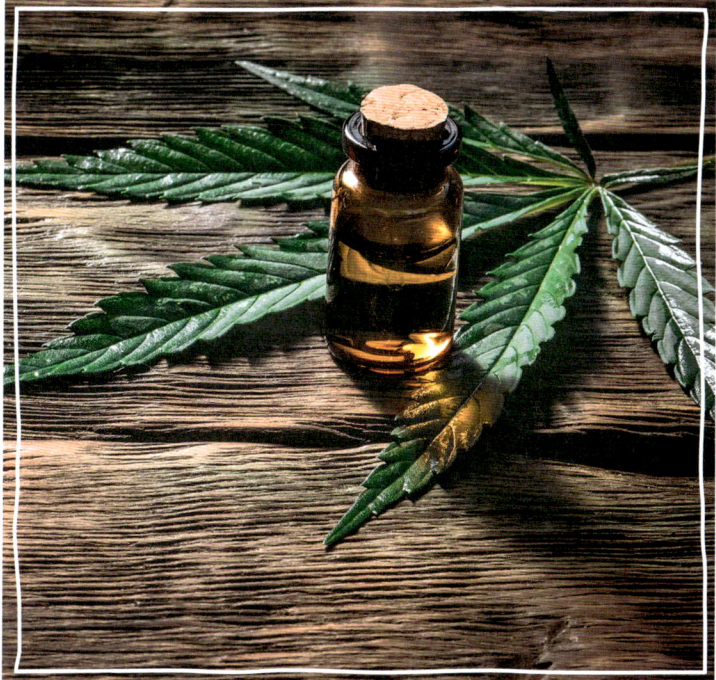

Frei verkäufliche CBD-Produkte werden aus eigenen, nicht berauschenden Nutzhanfsorten hergestellt.

Anspannungen. Es erleichtert das Vergessen von negativen oder traumatischen Erinnerungen. Damit hilft es uns, Negatives loszulassen und eine positive Grundstimmung zu fördern.

Daneben ist die angstlösende Wirkung von CBD nennenswert. Diese kann nicht nur Menschen mit Angsterkrankungen zugutekommen, sondern sich auch bei alltäglichen Sorgen und einer ängstlichen Grundstimmung nützlich erweisen.

Wie anwenden?

Geeignete Anwendungsformen sind die sogenannten CBD-Öle und CBD-reiche Nutzhanfblüten (entsprechende Empfehlungen im Anhang). CBD-Öle werden gemäß der Packungsbeilage eingenommen, aus Nutzhanfblüten können Sie sich einen Tee zubereiten. Dafür übergießen Sie zwei- bis dreimal täglich 1 EL der Blüten mit einem Viertelliter siedendem Wasser und lassen sie zugedeckt 15 Minuten lang ziehen. Die Aufnahme von CBD aus CBD-Ölen oder Nutzhanftees verbessert sich nach einer fetthaltigen Mahlzeit. Besonders eignet sich das Frühstück.

Einige Lokale wie das Café Canna in Berlin kombinieren CBD mit einem pflanzlichen Produkt, das wir Ihnen bereits vorgestellt haben: mit Kaffee. Wie wir gesehen haben, besetzt dessen Koffein die Adenosinrezeptoren im Gehirn. Das scheint auch Auswirkungen auf das Endocannabinoidsystem zu haben und kann dazu führen, dass körpereigene Wohlfühlstoffe wie Anandamid und eingenommenes CBD besser wirken. CBD wiederum beeinflusst die Wirkung von Koffein: Es kann dafür sorgen, dass uns Koffein weniger nervös und unruhig macht. Um diese positiven Wechselwirkungen von Koffein und CBD zu erleben, müssen Sie nicht unbedingt in ein CBD-Café. Sie können diese auch zuhause genießen.

!

Zwischen CBD und Koffein kommt es zu positiven Wechselwirkungen.

CBD-Kaffee selbst herstellen

Geben Sie ein paar Tropfen Ihres CBD-Öls in Ihren Kaffee. Die Zugabe von etwas fetthaltiger Milch oder Sahne fördert die Aufnahme von CBD und verzögert die Aufnahme von Koffein – das sorgt für eine gleichmäßige und ausgewogene Wirkung von Koffein und CBD.

Hopfen, das natürliche Vagustherapeutikum

CBD-Produkte begegnen einem gerade häufig. Nicht nur das Internet ist voll davon, auch viele Geschäfte bieten sie an. Hanf, aus dem CBD gewonnen wird, kriegen die meisten von uns dagegen seltener zu Gesicht, wohl aber seinen nahen Verwandten. Dieser klettert sicher auch in Ihrer Nachbarschaft mit seinen Widerhaken über Gartenzäune und an Bäumen und Büschen empor. Im Herbst sehen die weiblichen Vertreter dann so aus, als wären sie mit Glöckchen behangen. Der Hopfen (Humulus lupulus) gehört wie Hanf zur Familie der Cannabisgewächse. Er ruft keine rauschhaften Zustände hervor und ist den meisten von uns dennoch aus einem rauscherzeugenden Getränk, nämlich Bier, bekannt. Bei seiner Allgegenwärtigkeit als Würze in Bieren werden seine Heilkräfte leicht übersehen. Hopfen ist eine unserer wertvollsten Heilpflanzen, gerade richtig für unseren modernen und hektischen Lebensstil. Seine Inhaltsstoffe wirken beruhigend, angstlösend und entspannend und sorgen dafür, dass wir nach stressiger Belastung entspannen und schlafen können. Er sorgt für eine Balance im vegetativen Nervensystem, indem er den aktivierenden Impuls des Sympathikus dämpft und den Vagusnerv als Teil unseres regenerierenden Systems fördert. Ist der Vagusnerv (auch Parasympathikus genannt) aktiv, erholen wir uns. Forschungen zeigen, dass er uns hilft, Krankheiten zu heilen und unsere Energiereserven wieder aufzufüllen.

!

Wirkstoffe aus dem Hopfen aktivieren den Regenerationsmodus des Körpers.

Gute therapeutische Erfahrungen haben wir damit gemacht, die nahen Verwandten Hopfen und Cannabis, genauer gesagt dessen Wirkstoff CBD, zusammen einzusetzen. Die ätherischen Öle des Hopfens fördern z. B. die entspannenden und schlafförderenden Eigenschaften von CBD (Entourageeffekt). Dies kann besonders nach einem stressigen Tag eine Wohltat sein. Sie können dafür ein paar Tropfen CBD-Öl in einen Hopfentee oder Bier geben. Das Bier kann auch gerne alkoholfrei sein.

Hopfen und CBD kombinieren
Geben Sie ein paar Tropfen Ihres CBD-Öls in einen Hopfentee oder ein Bier. Für einen Hopfentee überbrühen Sie zwei- bis dreimal täglich 1 EL getrocknete Hopfenzapfen mit einem Viertelliter siedendem Wasser und lassen sie 15 Minuten lang zugedeckt ziehen.

Der bei uns heimische Hopfen hilft bei Stress und Schlafproblemen.

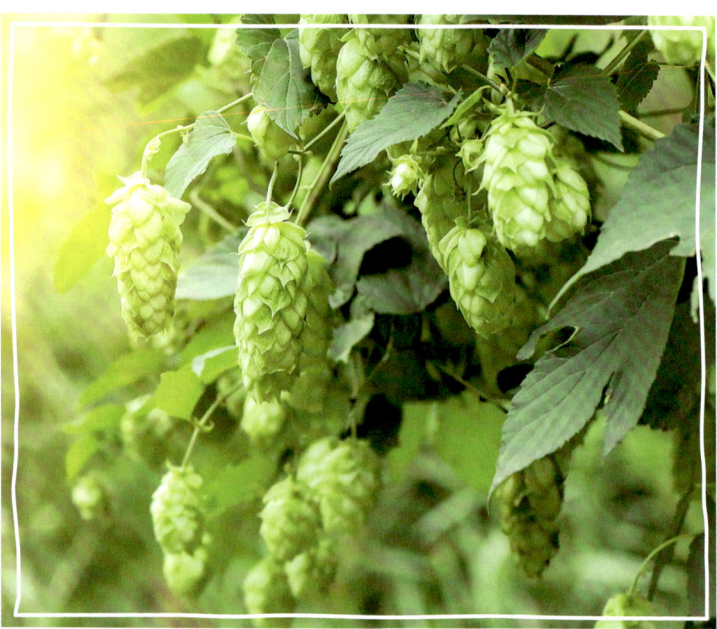

Mit Heilpflanzen gegen schlechte Stimmung

Mit Stimmungstiefs hatten die Menschen schon immer zu kämpfen. Bereits in antiken Kräuterbüchern finden sich Hinweise auf Heilpflanzen, die die Lebensfreude wecken. In der modernen Therapie von Stimmungstiefs bis hin zu Depressionen spielen diese heute leider eine untergeordnete Rolle. Das hat weniger mit einer zu geringen Wirkung ihrer Inhaltsstoffe, sondern eher mit einer wachsenden Unkenntnis der Wirkweise und Einsatzmöglichkeiten der entsprechenden Pflanzen zu tun. Heilpflanzen wie Johanniskraut, Lavendel oder Rosenwurz sind gut erforscht und liefern in Studien beachtliche Ergebnisse.

> **!**
>
> Die stimmungsaufhellende Wirkung einzelner Heilpflanzen ist sehr gut erforscht.

Aus verschiedenen stimmungsaufhellenden Heilpflanzen haben wir die folgende Teemischung zusammengestellt. Ein paar der Rezepturbestandteile dürften Ihnen bereits bekannt sein. Die Rosenwurz haben wir im vorherigen Kapitel kennengelernt; sie kann unsere Stressresistenz und geistige Leistungsbereitschaft erhöhen. Sie stimuliert im zentralen Nervensystem nicht nur Lernen und Gedächtnis, sondern auch eine Reihe von Botenstoffe wie Dopamin und Serotonin. Damit wirkt sie antidepressiv und stimmungsaufhellend. Zwei Eigenschaften, die auch in Studien bestätigt werden konnten. Auch der Rosmarin begegnet uns öfter in diesem Buch – in der folgenden Teemischung ist er aufgrund seiner anregenden Wirkung enthalten. Die Schale der Bitterorange (Pomeranze) hebt durch ihren hohen Gehalt des ätherischen Öls an Limonen unsere Stimmung. Ebenfalls stimmungsaufhellend wirken die Blüten von Jasmin und Sonnenblume sowie das Kraut von Buchweizen. Nicht fehlen darf natürlich das Johanniskraut, seine Wirkungen bei Depressionen sind durch viele Studien sehr gut belegt. Es greift in den Stoffwechsel gleich mehrerer Botenstoffe ein.

Teemischung für trübe Tage

Bestellen Sie sich in einer Kräuterapotheke (siehe Anhang) folgende Mischung:

- Sonnenblumenblüten (Helianthus, Flores): 15 g
- Jasminblüten (Jasminum, Flores): 10 g
- Johanniskraut (Hypericum, Herba): 35 g
- Rosmarinblätter (Rosmarinus, Folia): 25 g
- Buchweizenkraut (Fagopyrum, Herba): 35 g
- Pomeranzenschalen (Citrus Aurantium Amara, Pericarpium): 45 g
- Rosenwurzwurzel (Rhodiola, Radix): 45 g

Übergießen Sie bis zu dreimal täglich 1 EL der Teemischung mit einem Viertelliter siedendem Wasser und lassen Sie sie zugedeckt 20 Minuten lang ziehen.

Die leuchtend gelbe Blütenfarbe galt im Mittelalter als ein Hinweis auf die stimmungsaufhellenden Eigenschaften des Johanniskrauts.

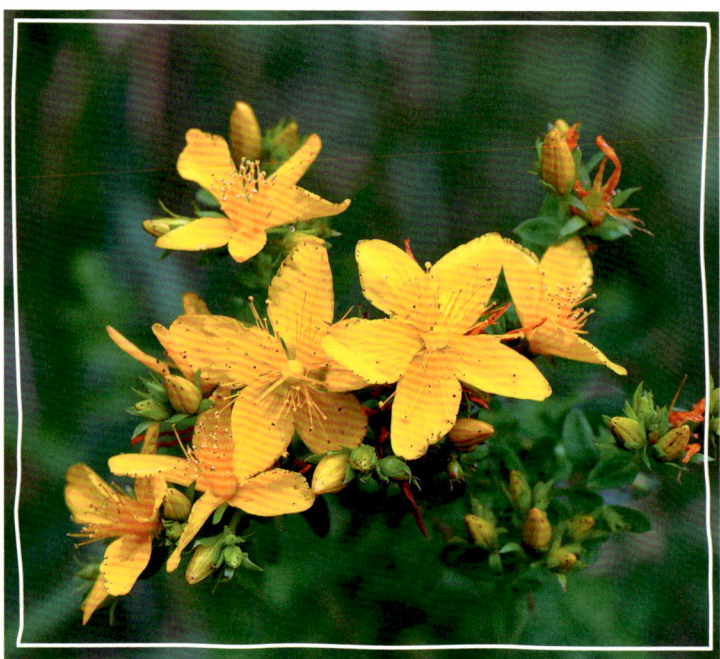

Alternativ zur Heilpflanzenmischung können Sie auch standardisierte Fertigpräparate einnehmen. Phytotherapeutika mit Johanniskrautextrakten gegen leichte depressive Verstimmungen sind ohne Rezept erhältlich. Johanniskrauthaltige Präparate gegen mittelschwere Depressionen sind rezeptpflichtig. Johanniskrautpräparate können in Apotheken gekauft werden, die Stiftung Ökotest hat die Präparate *Jarsin 300, Kira, Laif 612, Laif 900 Balance* und *Neuroplant aktiv* mit „sehr gut" bewertet.

Bei Stimmungstiefs, bei denen Stress eine große Rolle spielt, ist unserer Erfahrung nach der Einsatz von Rosenwurzpräparaten sinnvoll. Lesen Sie dazu mehr auf Seite 64.

Das bereits erwähnte stimmungsaufhellende ätherische Öl Limonen finden wir nicht nur in der leuchtenden Schale der Bitterorange, sondern auch in anderen Zitrusfrüchten. Ätherisches Zitronenöl enthält bis zu 65 Prozent, ätherisches Orangenöl bis zu 90 Prozent Limonen. Daher sind beide ätherischen Öle in der Aromatherapie zur Behandlung von depressiver Stimmungslage beliebt. Sie können mit einer Duftlampe zuhause angewandt werden. In diese geben Sie bis zu dreimal täglich sechs bis acht Tropfen ätherischen Zitronen- oder Orangenöls. Für den stimmungsaufhellenden „Kick" für unterwegs träufeln Sie ein paar Tropfen dieser Öle auf ein Taschentuch, halten dieses unter Ihre Nase und atmen mehrmals tief ein.

> **!**
> Bei leichten bis mittelschweren Depressionen überzeugen Johanniskrautpräparate.

Noch mehr gelbe Power: Safran und Kurkuma

Die Farbe Gelb wirkt anregend auf uns, sie kann Ängste und Depressionen lindern. Dies berücksichtigen nicht nur immer mehr Kliniken, die ihre Wände gelb streichen lassen. Auch Heilpflanzenkundige halten bei der Suche nach Therapiemitteln für mehr Lebenslust nach intensiv gelben Blüten Ausschau. Das Johannis-

> **!**
> Die gelben Farbstoffe von Kurkuma und Safran wirken stimmungsaufhellend.

kraut ist hierfür ein Paradebeispiel, ebenfalls interessant sind die beiden Heil- und Gewürzpflanzen Safran und Kurkuma.

Safran wird traditionell sowohl als beruhigendes als auch stimulierendes Mittel eingesetzt. Bei einer iranischen Studie zeigten sich deutliche stimmungsaufhellende Wirkungen von Safran bei Menschen mit schwerer Depression und bei Frauen mit Beschwerden des prämenstruellen Syndroms (PMS). Ähnliche Ergebnisse liegen für Kurkuma vor. Die gelbe Knolle konnte in verschiedenen Studien ihre antidepressiven und angstlösenden Eigenschaften unter Beweis stellen. Dabei sollen u. a. die starken antioxidativen und entzündungshemmenden Eigenschaften des Wirkstoffes Curcumin eine Rolle spielen. In einer indischen Studie zeigte die tägliche Einnahme von 1 g Curcumin die gleiche Wirkung auf depressive Probanden wie das Antidepressivum Fluoxetin.

Im Gegensatz zu Kurkuma ist Safran sehr teuer. Verwendet werden nämlich nur die Narben der Blüten von einer bestimmten Krokusart (Crocus sativus). Der Anbau und die Ernte sind aufwendig, und leider sind viele Fälschungen im Handel erhältlich.

Safran zählt zu den teuersten Gewürzen und Heilpflanzen. Er blüht nur einmal im Jahr und muss innerhalb kurzer Zeit von Hand geerntet werden.

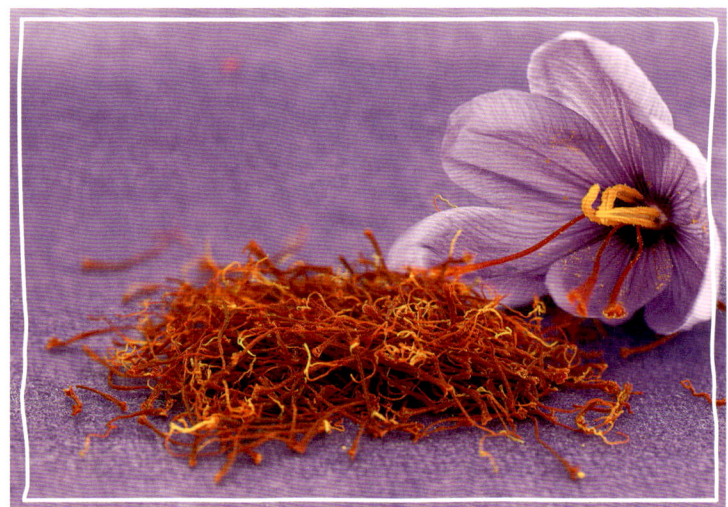

Bis vor Kurzem stellten noch viele Apotheken Safrantinkturen her, die sich gut für die medizinische Verwendung eigneten. Ein guter Ersatz hierfür sind Urtinkturen aus Safran. Diese werden zwar nach dem homöopathischen Arzneibuch hergestellt, sind selbst aber nicht als homöopathische Arzneien anzusehen, da sie nicht potenziert wurden. Erhältlich sind sie unter der Bezeichnung Crocusurtinktur beispielsweise von der Deutschen Homöopathischen Union (DHU). Diese Urtinktur findet sich auch im folgenden Rezept, der goldenen Safranmilch, die die stimmungsaufhellenden Eigenschaften von Safran und Kurkuma vereint.

Die im Rezept enthaltene Muskatnuss kann durch ihr Myristicin euphorisierend wirken. In deutlich größeren Mengen genossen, wirkt Muskatnuss enthemmend und berauschend, meist begleitet von erheblichen Nebenwirkungen. Myristicin bildet nämlich den Ausgangsstoff für ein Amphetamin, das in Form von Ecstasy als Droge konsumiert wird. Bei der von uns verwendeten Dosierung spielt das jedoch keine Rolle.

> **!**
>
> Safranurtinkturen sind eine günstige und sichere Möglichkeit, Safran therapeutisch anzuwenden.

Goldene Safranmilch

Bis zu dreimal täglich

- 250 ml Milch oder Pflanzenmilch
- 1 EL Kurkumapulver
- 1 kleines Stück Ingwer
- 1 Messerspitze schwarzen Pfeffer
- 1 Prise Salz
- 1 Prise Muskatnuss

in einen Mixer geben und mixen, bis eine feine Konsistenz erreicht ist. Dann zehn Tropfen Safranurtinktur unterrühren. Die goldene Milch kann mit Eiswürfeln oder auch erwärmt genossen werden.

Sie können die Safranurtinktur auch mal zwischendurch als Stimmungsaufheller anwenden. Nehmen Sie dafür bis zu dreimal täglich zehn Tropfen der Urtinktur mit etwas Flüssigkeit ein.

Weitere Natural Highs: Liebe, Luft und Licht

Wenn wir an Dinge denken, die unser Bewusstsein verändern können, denken wir zunächst an Drogen oder andere Substanzen, die wir uns zuführen. Doch wie wir bereits bei der Wirkweise auch von Rohkakao gesehen haben, ist unser Körper selbst in der Lage, unser Bewusstsein zu verändern. Rohkakao hat die körpereigenen Kreisläufe wie z. B. das Endocannabinoidsystem oder den Dopaminstoffwechsel lediglich unterstützt. Wir wollen uns jetzt noch andere Möglichkeiten ansehen, die einfacher und nachhaltiger sind, als eine Tasse Kakao zu trinken – und zudem kosten die meisten davon nichts. Sie können unsere Laune erheblich steigern und zu rauschhaften Zuständen und Glücksgefühlen führen. Wir stellen Sie Ihnen deswegen hier kurz vor und geben Ihnen jeweils Hinweise, wo oder wie Sie sie erlernen können.

1. Bewegung

2019 ging in Deutschland jeder Dritte über 14 Jahre ab und an joggen. Joggen hilft, unseren Körper und insbesondere das Herzkreislaufsystem und das Immunsystem zu kräftigen. Die unmittelbare Motivation ist für die meisten Laufenden die befreiende Wirkung auf das Seelenleben. Joggen entspannt, bessert die Laune und kann berauschende Glücksgefühle (Runner's High) hervorrufen. Das Runner's High ist ein intensives, plötzliches Hochgefühl, das auch bei anderen Sportarten auftreten kann und sogar Schmerzen und Erschöpfung vergessen machen kann. Wer es erlebt, fühlt sich befreit, wie unbesiegbar und energetisiert. Verantwortlich sind hierfür vor allem die sogenannten Endorphine, die ähnlich wie Opium wirken, und Endocannabinoide wie Anandamid.

> **!**
>
> Beim Runner's High weichen Sorgen, Schmerzen und Erschöpfung einem Hochgefühl.

Das Runner's High kann nicht erzwungen werden. Wie auch andere natürliche Rauschzustände setzt es erst dann ein, wenn wir uns nicht überanstrengen und es nicht forcieren. Geduld führt hier – wie so oft – am schnellsten ans Ziel. Zudem ist eine ärztliche Untersuchung und der Kauf von spezieller atmungsaktiver Laufkleidung vor dem ersten Lauftraining ratsam. Ein geregelter Trainingsplan sorgt dafür, dass Sie sich nicht verausgaben und kontinuierlich Fortschritte machen. Dafür sind auch Apps wie Strava, Endomondo oder Asics Runkeeper hilfreich.

Sie können sich auch langsamer bewegen, um vergleichbare Zustände zu erreichen – am besten inmitten der Natur. Trotz unserer modernen Lebensweise reagieren wir immer noch – oder gerade deswegen – intensiv auf naturnahe Lebensräume. Dafür soll das Erbe unser Ahnen verantwortlich sein. Moderne Therapiemethoden, wie z. B. das Waldbaden, nutzen dieses Erbe aus: Der Aufenthalt in einem naturnahen Wald gibt uns Kraft, entschleunigt und entspannt. Im Anhang finden Sie dazu einen Tipp für ein Buch des österreichischen Biologen Clemens Arvay.

Weder laufen noch gehen müssen Sie beim Yoga, dort reicht schon eine Matte. Es gibt spezielle Yogaformen, die durch eine tiefe Entspannung rauschähnliche Zustände hervorrufen können. Dazu zählt das sogenannte Yin-Yoga. Diese ruhige und eher passive Yogaform erfordert wenig Energie. Der Schwerpunkt liegt auf Entspannung, Stressbewältigung und liebevoller Selbstwahrnehmung. Typischerweise führt dies zu einem Hochgefühl, Praktizierende fühlen sich danach oft angenehm entspannt, energetisiert und ein wenig berauscht. Es ist generell empfehlenswert, bestimmte Yogaformen bei entsprechend geschulten Yogalehrenden zu üben. Wer dazu keine Möglichkeit hat, findet im Anhang einen Buchtipp zum Yin-Yoga.

> **!**
>
> Das sehr ruhige Yin-Yoga erfordert wenig Anstrengung, verspricht dafür viel Energie.

2. Atemübungen

Der Psychiater Stanislav Grof war dafür berühmt, dass er seine Patientinnen und Patienten mit der bewusstseinsverändernden Droge LSD behandelte. Als die amerikanische Regierung LSD verbot, entwickelte er eine Atemtechnik, die ähnliche Resultate wie

LSD versprach. Das sogenannte holotrope Atmen führt zu Trancezuständen mit intensiver Wahrnehmung. Diese Erfahrungen können heilsam sein, denn sie machen auch seelische Blockaden und Traumata bewusst. Holotropes Atmen sollte daher bei speziell geschulten Therapeutinnen und Therapeuten erlernt werden.

Das holotrope Atmen wurde in Anlehnung an eine indische Yogatechnik entwickelt. Gerade im asiatischen Raum hat die bewusste Beschäftigung mit dem eigenen Atmen eine lange therapeutische Tradition. Entsprechende Meditationen erfreuen sich auch bei uns wachsender Beliebtheit. Viele lernen die Techniken in MBSR-Kursen. MBSR (Mindfulness Based Stress Reduction, zu Deutsch: achtsamkeitsbasierte Stressreduktion) bietet ein in Praxis und in vielen Studien bewährtes Programm, bei dem Kursteilnehmende auch die Atemmeditation lernen. Auch viele buddhistische und nichtbuddhistische Meditationszentren helfen beim Erlernen der Atemmeditation.

Im Anhang helfen wir Ihnen bei der Suche nach MBSR-Kursen oder mit Buchtipps zum selbstständigen Lernen von Meditationen. Eine kurze erfrischende Atempause, die vor allem die Konzentration stärkt, finden Sie auf Seite 77.

> **!**
> MBSR-Kurse eignen sich, um Atemmeditation und andere Achtsamkeitsübungen zu lernen.

3. Liebe

Wenn wir Liebe und Zuneigung empfinden, versetzt auch dies unser Gehirn in einen Rauschzustand. Vermittelt wird dieser durch verschiedene Botenstoffe, von denen wir einige schon beim Kakao kennengelernt haben. Beim Verliebtsein tritt dies exzessiv auf, aber auch schon eine freundliche, liebevolle Haltung zeigt beachtliche Effekte. Sie entspannt unser Nervensystem, setzt positive Energien frei und erlaubt es uns, zu regenerieren. Zudem versöhnt sie uns mit den Schwächen anderer und den Seiten, die wir an uns selbst nicht leiden können. Das ist nicht immer einfach, Übungen des Mitgefühls können uns jedoch dabei helfen. Solche haben wir Ihnen bereits im Kapitel „Mitgefühl

> **!**
> Meditationen helfen, dem Leben mit mehr liebevoller Zuneigung zu begegnen.

– ohne Widerstände Energie sparen" vorgestellt (Seite 31). Wer diese vertiefen möchte, findet im Anhang Buchtipps für entsprechende Meditationen.

4. Licht – Drogentrip ohne Drogen

Tageslicht muntert auf. Es macht wach und wirkt gegen Stimmungstiefs. Dafür ist u. a. unser Vitamin-D-Stoffwechsel verantwortlich, der auf Sonnenlicht angewiesen ist. Licht kann auch Rauschzustände auslösen, diesen Effekt machen sich z. B. Neurostimulationslampen zunutze. Sie senden intensives, flackerndes Licht aus, stimulieren das Gehirn und ermöglichen damit psychedelische Lichtreisen. Diese Lichtreisen sollten unserer Meinung nach jedoch nur nach einer geschulten Einweisung erfolgen, denn derartige Rauscherlebnisse konfrontieren mit dem eigenen Unterbewusstsein – dies muss nicht immer erfreulich sein.

> **!**
>
> Neurostimulationslampen erlauben psychedelische Erfahrungen.

Vitamin D und Psyche

Zwei von drei Menschen in Deutschland haben keinen optimalen Vitamin-D-Spiegel, warnt die Deutsche Gesellschaft für Ernährung (DGE). Dies kann mit psychischen Beschwerden einhergehen, dazu zählen etwa Antriebslosigkeit, depressive Stimmung, Traurigkeit, Nervosität und fehlende Motivation. Unser Körper bildet Vitamin D mithilfe des Sonnenlichts, daneben nehmen wir noch etwas Vitamin D über die Nahrung auf. Wenn das nicht reicht, sind Vitamin-D-Präparate eine gute Option.

Wir finden es sinnvoll, den Vitamin-D-Spiegel zunächst mit einer Blutuntersuchung bestimmen zu lassen. Dieser sollte zwischen 30 und 40 ng/ml liegen. Liegt er darunter, ist es empfehlenswert, dem Mangel mit einer hohen Anfangsdosierung (beispielsweise drei Wochen lang 20.000 I.E. Vitamin D pro Tag) zu begegnen. Solch hohe Dosierungen sollten Sie jedoch nur mit ärztlichem Einverständnis einnehmen.

Zusammenfassung

Wie wir uns fühlen, ist keine Kleinigkeit. Wenn in uns die Sonne scheint, wenn wir fröhlich und gelassen sind, ist das nicht nur angenehm. Es beeinflusst, wie wir die Welt wahrnehmen und in ihr agieren. Es entscheidet, ob wir die Möglichkeiten, die das Leben uns bietet, ergreifen und sie für uns nutzen. Wenn wir ausgeglichen sind, sind wir präsent. Wir sehen die vielen schönen Dinge, die uns umgeben, das Lächeln der Mitmenschen oder das Sprießen der Pflanzen im Frühling. Dann wollen wir teilhaben, wir interagieren. Wir gehen auf Menschen zu und auch auf Schwierigkeiten, die uns nicht mehr erdrückend erscheinen. Wir ziehen uns nicht mehr zurück, wir öffnen uns der Welt.

Eine der Erkenntnisse der Glücksforschung ist: Wer glücklich ist, macht seine Welt zu einem glücklichen Ort. Das sorgt wiederum dafür, dass er glücklich bleibt – ein positiver Kreislauf ist entstanden. Um diesen Kreislauf in Schwung zu bringen, helfen uns Natural Highs. Sie sorgen für die nötige Dosis an guter Laune, Leichtigkeit und Gelassenheit und machen nicht abhängig. Dies zeigt sich vor allem bei der Anwendung von Rohkakao. Diese Pflanze harmonisiert uns, indem sie die Anteile in uns stärkt, die im Alltag zu kurz kommen. Zudem kann sie uns ein gesundes Stimmungshoch verschaffen. Falls die Stimmung mal sehr getrübt ist, können verschiedene Heilpflanzen wie Johanniskraut, Rosenwurz, Kurkuma oder Safran versucht werden.

KÖRPERLICH FITTER: GESUNDES DOPING UND NATÜRLICHE ANABOLIKA

Leistungssteigernde Substanzen sind längst nicht mehr nur im Profisport ein Thema. Vielen, die nur in ihrer Freizeit sportlich aktiv sind, reicht der natürliche Trainingseffekt nicht aus – sie wollen mehr. Der Konsum vieler leistungssteigernder Substanzen

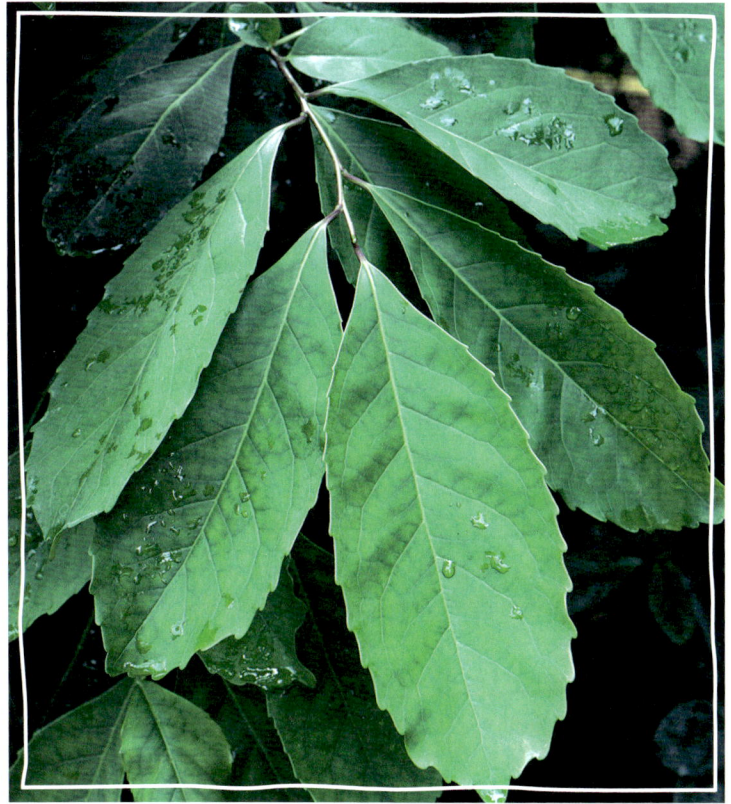

Im Spitzensport ist Matetee als gesundes Doping geschätzt.

schadet bestenfalls nur dem Geldbeutel, kann aber auch gesundheitliche Nebenwirkungen haben. Die Naturheilkunde bietet hier eine Reihe von gut verträglichen Mitteln, die sportliche Leistung zu steigern. Die werden mittlerweile auch im Profisport genutzt, wie wir bereits gesehen haben: Viele Fußballspielende trinken Matetee vor dem Einsatz. Auch nach der sportlichen Betätigung kann dessen Genuss sinnvoll sein.

Eine erfrischende Limonade aus Matetee

!

Matetee muss nicht immer heiß genossen werden.

Nach dem Sport sind kühle Erfrischungsgetränke beliebt. Nicht nur bei uns in Berlin greifen viele zu Limonaden, die aus Matetee hergestellt und oft als „Hipsterbrausen" bezeichnet werden. Matelimo ist das neue Kultgetränk und überzeugt viele durch den erdigen, leicht bitteren Geschmack und den anregenden Effekt. Vielleicht ist das belebende Getränk auch etwas für Sie? Sie müssen dafür nicht extra zum Kiosk oder Getränkehändler laufen, Sie können sich einen leckeren Mate-Eistee auch leicht selbst herstellen.

Mate-Eistee selbst machen

Bereiten Sie zunächst einen Teeaufguss zu:

Übergießen Sie 5 gestrichene EL Matetee mit 1 Liter siedendem Wasser und lassen Sie ihn zugedeckt 10 Minuten lang ziehen. Seihen Sie den Tee ab und vermischen Sie ihn mit 50 g Vollrohrzucker und dem Saft von 2 Zitronen oder 4 Limetten. Fertig ist der Teeaufguss, der nach dem Abkühlen für maximal eine Woche im Kühlschrank aufbewahrt werden kann.

Diesen Teeaufguss verdünnen Sie vor dem Trinken mit Leitungswasser oder Mineralwasser und schon ist der erfrischende Mate-Eistee fertig! Sie können ihn mit Eiswürfeln servieren oder in einer Trinkflasche mit aus dem Haus nehmen.

Regenerationskraft aus der Kakaobohne

Mit dem Kakao haben wir uns bereits ausgiebig im Kapitel „Natural Highs: gute Laune und Wohlbefinden" beschäftigt. Auch bei der körperlichen Fitness sollten wir dies tun, und damit sind wir nicht alleine. Allein in den letzten zehn Jahren beschäftigten sich sechs Humanstudien und viele andere Untersuchungen mit dem Effekt von Kakao oder Kakaoprodukten auf sportliche Betätigung. Fünf der Humanstudien untersuchten den Effekt von Kakaozubereitungen nach sportlicher Betätigung. Die Ergebnisse sind beachtlich. Die Teilnehmenden erholten sich dank der Wirkstoffe der Kakaobohne meist schneller und litten weniger unter Muskelschmerzen und gedrückter Stimmung nach intensivem Training. Wir haben schon viel über die Kakaobohne gelernt und können uns daher die beobachteten Effekte erklären. Ihre Wirkstoffe verbessern die Versorgung der Muskulatur mit Sauerstoff und Nährstoffen und wirken stimmungsaufhellend, entzündungshemmend und antioxidativ.

Dieser Effekt zeigt sich auch bei der Einnahme vor dem Training, wie eine weitere Studie zeigte. In dieser verbesserte Kakao auch die Leistung von 14 Radfahrern unter Belastung, was u. a. auf die stresslindernden und antioxidativen Effekte zurückzuführen ist.

> **!**
>
> In Studien zeigen sich positive Effekte von Kakao vor und nach dem Training.

Leistung steigern mit Roter Bete

Der Kakao fördert die Muskelleistung u. a. durch seine Aktivierung von Stickstoffmonoxid (NO). NO ist Balsam für die Gefäße, es hält sie entkrampft und geschmeidig. Rote Bete aktiviert ebenfalls NO, weshalb Rote-Bete-Saft inzwischen als Geheimtipp in der Fitness-Community gilt. Studien belegen die leistungssteigernden und regenerationsfördernden Effekte von Rote-Bete-Saft.

> **!**
>
> Über den Insulin-
> stoffwechsel kann
> Kakao auch das
> Muskelwachstum
> fördern.

Auch langfristige positive Auswirkungen von regelmäßigem Kakaokonsum sind denkbar. Dies betrifft beispielsweise den Muskelaufbau. Wie wir bereits gesehen haben, fördert Kakao die Insulinsensitivität unserer Körperzellen, insbesondere jene der Muskulatur. Auf diese Weise profitieren Sie von der aufbauenden
Wirkung des Hormons Insulin, das Ihnen mehr Kalorien – also
mehr Energie – zukommen lässt. Auch der hohe Mineralstoffgehalt von Kakao dürfte bei sportlicher Betätigung von Vorteil sein.
Da bei den meisten zitierten Wirkungen wieder die Flavonoide
des Kakaos entscheidend sind, ist flavonoidreicher Rohkakao
empfehlenswert.

Zudem dürften sich die präbiotischen Eigenschaften von Kakao positiv auf die sportliche Leistung auswirken. Er liefert Zu-
ckerverbindungen, die wir nur schwer verdauen können und die
damit unserer Darmflora als Nahrung dienen. Im Spitzensport
findet der Zusammenhang zwischen gesunder Darmflora und
körperlicher Leistungsfähigkeit mittlerweile Berücksichtigung.
Neben Kakaokonsum sind hier eine ballaststoffreiche Ernährung
und der Genuss von milchsauer vergorenen Lebensmitteln wie
Sauerkraut, Joghurt, Miso oder Kefir zur Pflege der Darmflora
empfehlenswert.

Schokoladige Fitnessrezepte mit Resveratrol

Im Folgenden finden Sie ein paar Fitnessrezepte mit Kakao. In
diesen finden sich auch spezielle Gewürze wie Zimt, Ingwer und
Kurkuma, die positive Effekte auf die Muskelregeneration haben.
Zimt verbessert die Insulinsensitivität und kann Muskelschmerzen und Muskelkater lindern. Kurkuma ist vor allem aufgrund
seiner antioxidativen, entzündungshemmenden und schmerz-
stillenden Wirkung interessant.

Ein optionaler Bestandteil der Rezepte ist Resveratrol, ein Stoff, den wir in der Natur vor allem in Traubenschalen und damit auch im Wein finden. Über Resveratrol wurde in den letzten Jahren viel berichtet. Es wirkt stark antioxidativ und stärkt somit das Entgiftungspotenzial, was besonders nach körperlichem Training hilfreich ist. Seine ausgeprägten entzündungshemmenden Eigenschaften können die Regeneration erleichtern und sich positiv auf Alterungsprozesse auswirken. Diese hemmt Resveratrol auch durch die Aktivierung von DNA-Reparaturprozessen.

!

Resveratrol wurde in den letzten Jahren vor allem als Anti-Aging-Mittel berühmt.

Für sportlich aktive Menschen ist der Stoff noch aus weiteren Gründen interessant. Aus Tierstudien ist bekannt, dass Resveratrol das Muskelwachstum anregen kann. Vermutlich fördert es die Aufnahme von Nährstoffen in die Muskelzellen. Diese erlauben es der Muskulatur, bei Belastung eine optimale Leistung zu erbringen und nach der Beanspruchung schnell zu wachsen. Dies kann Leistung und Kondition steigern, da Resveratrol damit auch die Funktion der Herzmuskulatur stärkt.

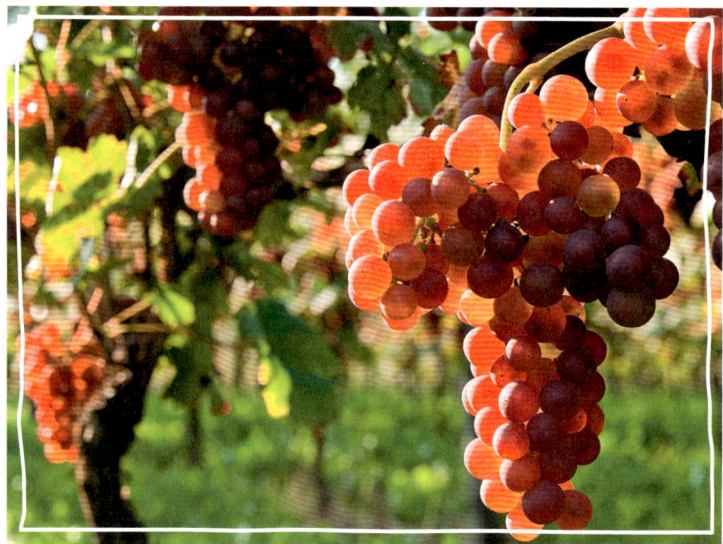

Resveratrol schützt die Weintrauben vor Krankheitserregern und UV-Strahlung.

!

Resveratrol kann den Testosteronspiegel erhöhen.

Auch die Wirkung von Resveratrol auf das Hormonsystem soll das Muskelwachstum anregen. Resveratrol steigert verschiedenen Studien zufolge die Testosteronkonzentration. Verschiedene Mechanismen sind dabei ausschlaggebend, u. a. hemmt Resveratrol das Enzym Aromatase, das Testosteron abbaut. Ein höherer Testosteronspiegel wiederum wirkt bei Frauen und Männern leistungssteigernd und anabol, das heißt, er fördert das Muskelwachstum. Wer durch Sport abnehmen will, dürfte mit Resveratrol ebenfalls gut beraten sein. Es fördert Studien zufolge auch die Fettverbrennung.

Aufgrund dieser Eigenschaften ist Resveratrol eine gute Option für sportlich aktive Menschen. Nach dem Sport Wein zu trinken, ist allerdings eine schlechte Idee. Denn einerseits hemmt Alkohol den Muskelaufbau und die Regeneration, andererseits enthält eine Flasche Rotwein meist nur rund 2 mg des Stoffes. Um Resveratrol den folgenden Rezepten hinzuzugeben, besorgen Sie sich den Stoff in Kapselform und fügen den Kapselinhalt beim Zubereiten der Rezepte hinzu.

Regenerationsgetränk „Kakaomilch mit Zimt"

- 200 ml Milch (3,5 % Fett)
- 2 EL (ca. 16 g) Rohkakaopulver
- 1 EL (ca. 10 g) Honig
- 500 mg Resveratrol
- 1 TL Zimtpulver
- 1 Prise Salz
- evtl. 1 bis 2 Eiswürfel

Geben Sie alle Zutaten in einen Shaker und schütteln Sie sie kräftig durch. Wer keinen Shaker hat, nimmt ein mittelgroßes Schraubglas.

Nährwert: 255 kcal   Fett: 10 g   Kohlenhydrate: 20 g
Eiweiß: 8 g   Ballaststoffe: 5 g   (davon Zucker: 18 g)

Eiweißshake mit Quark, Banane und Kakao

- 200 ml Milch (3,5 % Fett)
- 150 g Magerquark
- 500 mg Resveratrol
- 1 Banane
- 2 EL (ca. 16 g) Rohkakaopulver
- 1 EL Honig
- 1 TL Zimtpulver
- 4 EL geraspelte Mandeln
- 1 Prise Salz
- evtl. 1 bis 2 Eiswürfel

Alle Zutaten in einen Mixer geben. Wer will, gibt noch zwei Eiswürfel dazu.

Nährwert: 521 kcal	Fett: 16 g	Kohlenhydrate: 57 g
Eiweiß: 33 g	Ballaststoffe: 9 g	(davon Zucker: 52 g)

Veganer Soja-Eiweißshake

- 200 ml Sojamilch
- 200 g Seidentofu
- 4 EL geraspelte Mandeln
- 2 EL (ca. 16 g) Rohkakaopulver
- 500 mg Resveratrol
- 1 Banane
- 1 TL Kurkumapulver
- 1 EL Honig
- 1 Prise Salz
- evtl. 1 bis 2 Eiswürfel

Alle Zutaten in einen Mixer geben. Wer will, gibt noch zwei Eiswürfel dazu.

Nährwert: 493 kcal	Fett: 19 g	Kohlenhydrate: 55 g
Eiweiß: 23 g	Ballaststoffe: 9 g	(davon Zucker: 44 g)

Energie-Smoothie

- 200 g frische Ananas
- 2 EL (ca. 16 g) Rohkakaopulver
- 1 EL Zitronensaft
- 100 ml Milch (3,5 % Fett)
- 100 ml Wasser

- 500 mg Resveratrol
- 1 TL (ca. 5 g) Honig
- 1 TL Kurkumapulver
- 1 Prise Salz

Alle Zutaten in einen Mixer geben. Wer will, gibt noch zwei Eiswürfel dazu.

Nährwert: 260 kcal   Fett: 8 g   Kohlenhydrate: 35 g
Eiweiß: 7 g   Ballaststoffe: 7 g   (davon Zucker: 32 g)

!

Statt Milch können Sie auch vegane Alternativen wie Hafer- oder Soja-milch verwenden.

Wer seine Darmflora zusätzlich fördern will, nimmt Kefir statt Milch. Die in den Rezepten aufgeführte Milch können Sie auch durch vegane Alternativen wie Sojamilch ersetzen – die Nähr-wertangaben ändern sich dann entsprechend. Für die Getränke müssen Sie nicht den Rohkakao in „Zeremonienqualität" neh-men, den wir im Anhang empfehlen. Rohes Kakaopulver, das sich für die Rezepte eignet, finden Sie in Drogerien, Biomärkten oder entsprechenden Onlineshops.

Leistungssteigerung mit einem unscheinbaren Pilz

Im tibetischen Hochland sind jedes Jahr viele Pilzsammler unter-wegs. Sie bewegen sich oberhalb der Baumgrenze und untersu-chen jedes Stück Boden sehr genau. Das Objekt ihrer Begierde ist sehr klein: ein zunächst unscheinbarer Pilz. Nur seine dünne Spitze ragt aus der Erde, meist nur wenige Zentimeter lang. Die Pilzsammler sammeln den kleinen Pilz nicht zum Verzehr, von ihrer Ausbeute könnten sie nicht satt werden, geschweige denn ihre Familie ernähren. Sie sammeln den als Cordyceps bekannten Raupenpilz wegen seiner tonisierenden Heilkräfte, die ihm auch die Bezeichnung „das Viagra des Himalaya" einbrachten. Er ist im asiatischen Raum als Kräftigungsmittel gegen Erschöpfung, Stress und Impotenz beliebt. Aufgrund seiner Seltenheit ist der Pilz fast so teuer wie Gold, ein Kilogramm sehr guter Qualität kann schon mal schnell viele Tausend Euro kosten.

Zum Glück müssen wir weder selbst ins tibetische Hochland auf Pilzsuche gehen noch unseren Goldschmuck verpfänden, um von der Wirkung des Pilzes zu profitieren. Der Raupenpilz kann mittlerweile kultiviert und damit kontrolliert angebaut und günstig vertrieben werden. International bekannt wurde er erstmals im Jahre 1993. Bei den nationalen chinesischen Meisterschaften stellte die Frauenmannschaft innerhalb weniger Tage gleich mehrere Weltrekorde im Laufen auf. Die internationale Presse wartete auf die Auswertung der Dopingtests, doch diese fielen negativ aus. Der Erfolgstrainer der Mannschaft verwies auf ein Höhentraining in Tibet und einen dort beheimateten Pilz, den die Läuferinnen genossen hatten: Cordyceps sinensis.

In den folgenden Jahren war das Interesse groß für diesen seltsamen Pilz, in China ist er mittlerweile als Stärkungsmittel bei älteren Menschen beliebt. Dass Cordyceps die körperliche Fitness von älteren Menschen steigern kann, zeigte eine 2010 veröffentlichte kalifornische Studie. Die Probanden nahmen für die Studie einen Cordycepsextrakt zwölf Wochen lang ein. Andere Studien wiesen eine Verbesserung der Ausdauer, eine Verkürzung der Regenerationszeiten und eine verringerte Stressanfälligkeit nach Cordycepskonsum nach. Für diese Wirkungen werden u. a. seine starken antioxidativen Eigenschaften verantwortlich gemacht, die den Energie- und Zellstoffwechsel schützen. Damit kann der Pilz – ähnlich wie die Rosenwurz, über die wir schon berichtet haben – die zellinterne ATP-Konzentration erhöhen.

> **!**
> Seine Seltenheit und seine Wirkungen machen Cordyceps zu einem der teuersten Naturheilmittel.

> **!**
> Cordyceps kann die Ausdauer verbessern und die Regenerationszeit verkürzen.

Wie anwenden?

In Deutschland ansässige Hersteller wie Hawlik oder Zein-Pharma vertreiben qualitativ hochwertige Cordycepsprodukte. Diese enthalten den Spezialextrakt Cordyceps CS-4, der meist auch in Studien verwendet wird.

Zusammenfassung

Im Profi- und Freizeitsport kommt es leider oft zu Raubbau am eigenen Körper. Dazu zählt nicht nur eine Überanstrengung im Training, sondern auch der Konsum von leistungssteigernden Substanzen, die sich negativ auf die Gesundheit auswirken können. Wir haben Ihnen verschiedene natürliche Alternativen zu potenziell schädlichen Substanzen vorgestellt. Viele davon haben sich nicht nur in der traditionellen Anwendung, sondern auch in der pharmakologischen Forschung als gut verträgliche und wirksame Stärkungsmittel bewiesen.

Dazu zählen der koffeinhaltige Matetee als Energiebooster vor oder nach dem Training, die in diesem Buch prominent vertretene Kakaobohne sowie ein wirkungsvoller Arzneipilz aus dem tibetischen Hochland, der Cordyceps. Sie alle haben neben ihrer leistungssteigernden Wirkung noch einen anderen, nicht zu unterschätzenden Zusatznutzen: Sie wirken durch ihre stimmungsaufhellenden Wirkungen etwaigen Stimmungstiefs nach und eventuellen Motivationsproblemen vor dem Training entgegen. Kakaobohne und Cordyceps können zudem die Regenerationszeit verkürzen und die geistige Erschöpfung nach intensivem Training abmildern. Wie aktuelle Studien zeigen, kann eine sportliche Überbeanspruchung auch das Gehirn erschöpfen. Dadurch fühlen wir uns nicht nur müde und unkonzentriert, sondern greifen auch schneller zu ungesunden Lebensmitteln.

> **!**
>
> Unsere natürlichen Mittel zur Leistungssteigerung wirken sich auch positiv auf die Stimmung aus.

GRÜNE VERFÜHRER: HEILPFLANZEN FÜR LUST UND ZÄRTLICHKEIT

Die Barmer Krankenkasse erregte 2019 viel Aufsehen mit einem Facebook-Post. Wer nicht einschlafen kann, solle es doch mal mit Masturbation versuchen. Das dazugehörige Foto zeigte ein Sexspielzeug. Der etwas provokante Hinweis verweist auf ein bekanntes Thema: Sex ist gut für unsere Gesundheit, sehr gut sogar. Den Schlaf fördert er durch das Hormon Prolaktin, das beim Höhepunkt freigesetzt wird. Auch die Produktion anderer Hormone wird durch körperliche Liebe positiv beeinflusst. Sie kann Stresshormone abbauen und Glückshormone wie Endorphine und Phenylethylamin fördern. Über Phenylethylamin haben Sie in diesem Buch schon einmal gelesen, nämlich im Kapitel über Natural Highs: Kakao enthält diesen „Liebesstoff". Wie regelmäßiger Kakaogenuss ist auch Sex sehr gut für das Herzkreislauf- und Immunsystem. Über die Aktivierung von morphinähnlichen Hormonen kann Sex auch Schmerzen reduzieren.

Ein glückliches Sexleben energetisiert, es verschafft Gesundheit und gute Laune. In diesem Kapitel zeigen wir Ihnen, wie Naturheilmittel die Lust und Sinnlichkeit fördern. Dabei muss es nicht zwangsläufig zum Sex kommen – auch sonstige Spielarten der körperlichen Nähe wie Kuscheln können sehr bereichernd wirken.

> **!**
>
> Glücklicher Sex sorgt für eine Hormonschwemme.

Das Tempo rausnehmen – die schönsten „Sex-Toys"

> **!**
>
> Zwei der schönsten Sex-Toys sind die achtsame Anwesenheit und die zärtliche Neugier.

Wir Menschen überstürzen oft vieles, wir handeln kurzfristig und wollen rasch belohnt werden. Dafür können wir nur bedingt etwas – es ist unser evolutionäres Erbe, so zu handeln. Durch den Drang zur Eile, zum schnellen Resultat verlieren wir aber leider oft den Blick für das Wesentliche, für das Besondere des Moments. Das passiert uns in Gesprächen mit lieben Menschen, beim Essen von schmackhaften Gerichten oder beim Einatmen klarer, frischer Herbstluft. Uns entgeht meistens, wie schön das alles ist, welch Segen das freundliche Lächeln eines Kindes, der morgendliche Kaffee oder die aufmunternden Worte eines Freundes sind. Wir sind stattdessen in Gedanken, wir beschäftigen uns mit anstehenden Aufgaben oder Vergangenem. Uns allen tut es deswegen gut, ein wenig präsenter zu sein. Mit dem Dynamis-Programm haben wir bereits Strategien kennengelernt, die uns dabei helfen (Seite 25).

Besonders beim Liebespiel profitieren wir davon, wenn wir nicht in Gedanken, sondern voll in diesem Moment sind. Wenn wir da sind für all die Berührungen, die nicht nur körperlicher Natur sind. Beim Liebespiel treffen Menschen nicht nur körperlich nackt aufeinander, wir berühren uns auch gegenseitig tief in unserem Inneren. Es gibt nichts Schöneres, das wir unserem Gegenüber schenken können, als dass wir uns gemeinsam öffnen können füreinander mit all unserer Verletzlichkeit und all unseren Begierden. Dann entstehen Sinnlichkeit und Erotik wie von ganz alleine. Dann wollen wir nicht nur einfach unsere Lust befriedigen, dann können wir für den anderen da sein, zärtlich und neugierig.

Eines der schönsten Sex-Toys ist daher die Anwesenheit, das Da-Sein im Moment des Liebesspiels. Das ist für keinen von uns einfach. Zum Glück können uns dabei unsere Sinne helfen.

Lustkiller Smartphone

Unsere Smartphones verschaffen uns jede Menge Befriedigung. Die gängigsten Apps und Social-Media-Plattformen sind so konzipiert, dass sie uns süchtig machen – sie belohnen uns mit einem Dopaminschub. Dafür wollen sie eines: unsere Aufmerksamkeit. Damit beeinträchtigen Smartphones mittlerweile nicht nur die Schlafqualität, sondern stören nachweislich auch Beziehung und Sex. Leidenschaft und Intimität entsteht erst dann, wenn sich Menschen ihre ungeteilte Aufmerksamkeit schenken – wenn das Smartphone sich dabei meldet, ist nicht nur die Konzentration schnell weg. Selbst wenn wir nicht nachgucken, können wir unserem Gegenüber signalisieren, dass etwas anderes wichtiger sein könnte, als die gemeinsame Zeit.

Schenken Sie sich und Ihrem Gegenüber eine handyfreie Zeit für die gemeinsamen intimen Momente.

Die Sinne erobern mit aphrodisierenden Düften

Auch unsere Sinne helfen uns, im gegenwärtigen Moment anzukommen. Sinneseindrücke holen uns aus unseren Gedanken und können beim Liebesspiel dafür sorgen, dass wir für unser Gegenüber da sind. Unser ursprünglichster Sinn ist der Geruchssinn. Gerüche spielen im menschlichen Wechselspiel von Anziehung und Ablehnung eine wichtige Rolle. Ob wir einen Menschen sympathisch oder attraktiv finden, entscheidet oft sein Geruch. Die meisten von uns setzen dies bewusst im Alltag ein, sieben von zehn Erwachsenen benutzen regelmäßig Parfum. In vielen besonders verführerisch riechenden Parfums finden sich aphrodisierende ätherische Öle. Sie werden z. B. aus Sandelholz oder den Blüten von Jasmin, Rose oder Ylang Ylang gewonnen. Im bekannten Chanel N°5 lassen sich z. B. Jasmin und Ylang Ylang

!

Blütendüfte wie Jasmin, Rose oder Ylang Ylang wirken aphrodisierend.

ausmachen. Diese ätherischen Öle können wir auch selbst verarbeiten, wir können damit Massageöle oder Parfums herstellen oder den Raum für das Liebesspiel beduften.

Aphrodisierende Düfte

Sinnliches Massageöl

100 ml hochwertiges pflanzliches Öl (wie Sesam-, Mandel- oder Jojobaöl) mit ätherischen Ölen (6 Tropfen Jasmin, 4 Tropfen Patchouli und 2 Tropfen Ylang Ylang) in einem geeigneten Fläschchen mischen. Die Mischung kräftig schütteln.

Verführerisches Blütenparfum für die Frau

Ätherische Öle (4 Tropfen Jasmin, 1 Tropfen Ylang Ylang und 4 Tropfen Patchouli) in eine leere Zerstäuberflasche geben und 10 ml 70- oder 90-prozentigen Alkohol aus der Apotheke dazugeben.
Die Mischung gut schütteln.

Markantes Parfum für den Mann

Für eine sinnliche maskuline Mischung ersetzen Sie im obigen Parfumrezept die ätherischen Öle durch folgende: 4 Tropfen Patchouli, 2 Tropfen Zeder, 4 Tropfen Bergamotte, 2 Tropfen schwarzen Pfeffer.

Tipp: Zerstäuberflasche und Alkohol bekommen Sie in der Apotheke; um die Mischungen in die Zerstäuberflasche einzufüllen, eignen sich Parfumtrichter.

Die Libido ankurbeln mit Damiana

Für den Mann sind schon viele pflanzliche Präparate auf dem Markt, wenn es aufgrund einer erektilen Dysfunktion oder Prostatavergrößerung nicht so richtig läuft. Seit 2016 ist mit *Remisens* auch ein Präparat für die Frau auf dem Markt, das ihre Libido unterstützt. Auch das aphrodisierende Phytotherapeutikum *Libi-Loges* besteht aus Damianablättern.

Das Präparat enthält einen Auszug aus Damianakraut (Turnera diffusa), das in Mittelamerika wesentlich länger bekannt ist als bei uns. Den dort ansässigen Indianerstämmen diente es nicht nur als Stärkungsmittel nach beschwerlichen Fußmärschen, sondern auch als Aphrodisiakum. In Mexiko finden bis heute Liköre und andere Mittel aus der aromatischen Pflanze Zuspruch, die das Liebesspiel fördern sollen. Damiana wirkt wahrscheinlich über ihre ätherischen Öle, die die Durchblutung im Unterleib und speziell in den Genitalorganen fördern sollen. Zusätzlich hemmen seine Inhaltsstoffe das Enzym Aromatase, was zu einer Steigerung des Testosteronspiegels und damit zu einer Steigerung der Lust bei beiden Geschlechtern führen kann. Daneben wirkt Damiana dem Hormon Progesteron entgegen. Nicht zu vernachlässigen ist auch der Koffeingehalt und damit die tonisierende Wirkung von Damiana und ihre traditionelle Anwendung als Kräftigungsmittel bei körperlicher Erschöpfung. Die tonisierenden Eigenschaften dürften auch bei der aphrodisierenden Wirkung eine Rolle spielen.

> **!**
> Damiana fördert vor allem die Durchblutung im Unterleib.

Eine gängige Anwendungsform von Damianablättern ist die Teezubereitung. Damianablätter können entweder alleine (1 EL getrocknetes Damianakraut pro Tasse) oder in einer Mischung zubereitet werden. Wir haben für dieses Buch einen Libidotee komponiert, der auch ein paar Kräuter enthält, die Ihnen schon bekannt sein dürften. So z. B. der Rosmarin, der ganz ähnlich wie Damiana wirkt. Auch seine ätherischen Öle tonisieren und

> **!**
>
> Aphrodisierende Mischungen sollten auch den Lustkiller Stress berücksichtigen.

Auf felsigen und trockenen Standorten in Mittelamerika fühlt sich Damiana wohl.

durchbluten den Unterleib. Ähnlich wirken Basilikum- und Ysopkraut, diese Kräuter zählen wie Rosmarin zur botanischen Familie der Lippenblütler. Die Durchblutungsförderung des Unterleibs kann übrigens auch gegen Stress, den mittlerweile häufigsten Lustkiller, wirken. Strömt mehr Blut in den Unterleib, bekommt der Kopf weniger davon ab – unser Geist kann zur Ruhe kommen. Abgerundet wird unsere Mischung durch Jasminblüten und die Wurzeln von Ingwer und Ashwaganda. Ashwaganda haben wir bereits im Kapitel „Die Power des Schlafes" kennengelernt. Sie kann über ihre stresslindernden und entspannenden Wirkungen zur Steigerung der Lust beitragen.

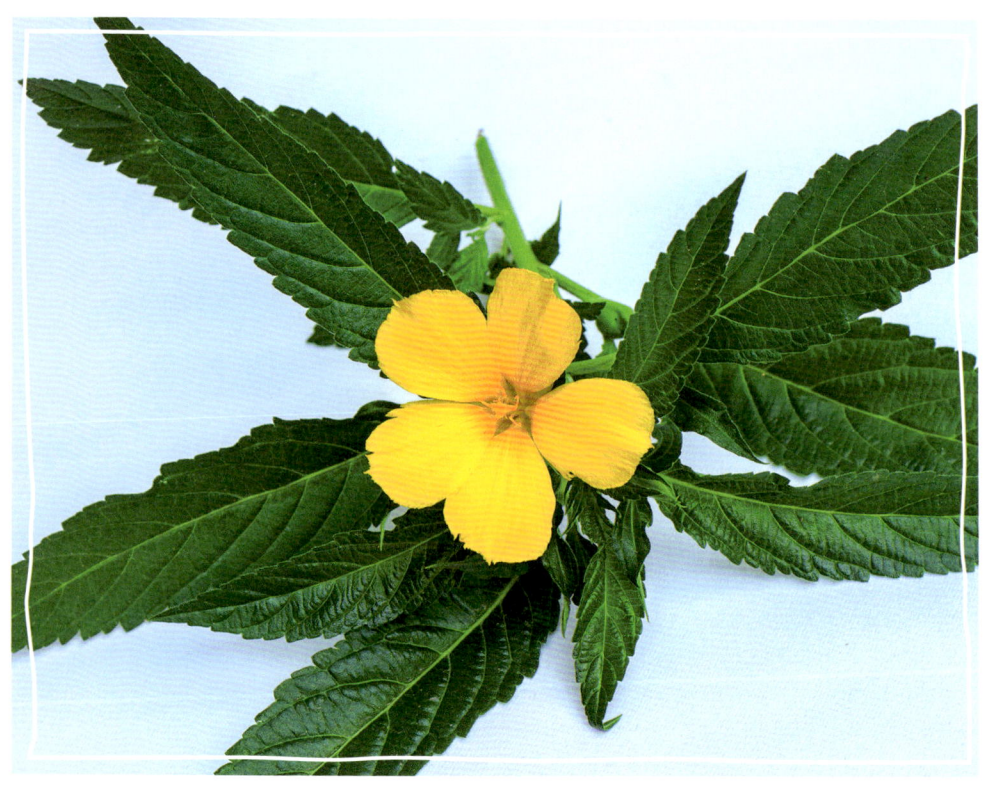

Libidotee mit Damiana

Bestellen Sie sich in einer Kräuterapotheke (siehe Anhang) folgende Mischung:

- Jasminblüten (Jasminum, Flores): 10 g
- Rosmarinblätter (Rosmarinus, Flores): 20 g
- Damianablätter (Damiana, Folia): 30 g
- Ashwagandawurzel (Withania, Radix): 30 g
- Basilikumkraut (Basilicum, Herba): 25 g
- Ysopkraut (Hyssopus, Herba): 20 g
- Ingwerwurzel (Zingiber, Radix): 30 g

Übergießen Sie bis zu dreimal täglich 1 EL der Teemischung mit einem Viertelliter siedendem Wasser und lassen Sie sie zugedeckt 20 Minuten lang ziehen. Trinken Sie den Tee ungesüßt vor den Mahlzeiten.

Der obige Tee kann von Männer und Frauen getrunken werden. Männer ab 45 Jahren können der Mischung noch 45 g Sägepalmenfrüchte (Sabalfrüchte) hinzugeben. Deren Fettsäuren hemmen den Stoffwechselweg, der zu einer Vergrößerung der Prostata führt. Dies kann sich positiv auf das Liebesleben auswirken. Wer an Erektionsstörungen leidet, lässt der Mischung noch 40 g Baumrinde des Yohimbebaums (Yohimberinde) hinzugeben. Sein Hauptwirkstoff, das Alkaloid Yohimbin, wirkt über spezifische Rezeptoren auf das vegetative Nervensystem und kann dadurch Herzfrequenz und Sexualfunktion beeinflussen. Eine Verbesserung der Erektionsfähigkeit durch Yohimbin soll sich frühestens nach regelmäßiger zweiwöchiger Anwendung einstellen.

Ein besonderer Genuss ist Damianalikör, den Sie mit dem folgenden Rezept selbst herstellen können. Trinken Sie abends ein Schnapsglas des Likörs, entweder pur oder mit Fruchtsäften gemischt. Besonders geeignet ist dafür Ananassaft, der die Potenz steigern soll.

!

Männer können den Libidotee durch Sabalfrüchte oder Yohimberinde erweitern.

> **Damianalikör selbst herstellen**
>
> - 1 geschnittene Vanilleschote
> - 8 Pimentkörner
> - 80 g Damianablätter
> - 10 g Muskatblüten
>
> - 0,7 Liter Jamaikarum (Alkohol-gehalt zwischen 40 und 60 %)
>
> Alle Zutaten in einem geeigneten Gefäß (z. B. großes Schraubglas) mit dem Alkohol übergießen. Den Ansatz drei Wochen lang fest verschlossen ruhen lassen – ab und an schütteln. Nach zwei Wochen mit einem Teesieb abfiltrieren und mit 4 EL Honig süßen.

Sinnliche Stunden mit Kakao und Vanille

!

Der Genuss von Kakao, insbesondere von Rohkakao, ist ein beliebter Lustbereiter.

Der Heilpflanze Kakao haben wir uns in diesem Buch ausführlich gewidmet – und das mit gutem Grund. Sie kann auf verschiedenen Wegen dazu beitragen, dass wir uns besser fühlen. Auch als Lustbereiter wird Kakao geschätzt, in vielen aphrodisierenden Mischungen finden sich Kakaobohnen. Deren unterschiedliche Wirkungen können dafür sorgen, dass wir mehr Lust auf Zärtlichkeit haben. So wirken die Alkaloide des Kakaos anregend auf das Nervensystem und den Kreislauf. Seine Farbstoffe verbessern die Durchblutung. Bei ausreichender Dosierung kann Kakaogenuss zudem zu einem energetisierten, lustvollen Zustand führen, der das Liebesspiel fördert. Eine Kakaozeremonie zu zweit kann der Wegbereiter für intime Momente sein. Dafür können Sie die Anwendungshinweise von Seite 90, „Ihre persönliche Kakaozeremonie – raus aus dem Kopf und rein ins Gefühl", befolgen. Das dort aufgeführte Rezept können Sie noch aphrodisierender machen: Nehmen Sie statt Wasser ein wenig von dem obigen Tee mit Damiana und würzen Sie den Kakao mit etwas Vanille.

Laut dem spanischen Eroberer Hernán Cortés würzte der Aztekenkönig Montezuma sein Kakaogetränk nicht nur mit viel

Chili, sondern auch mit Vanille. Unser Gewürz Vanille entstammt der Samenkapsel der Vanilleorchidee Vanilla planifolia. Sie riecht und schmeckt unspektakulär, erst nach einem achtmonatigen Verarbeitungsprozess entfaltet sich ihr betörendes Aroma. Dieser Duft soll unwiderstehlich machen und das sexuelle Feuer entfachen, so berichten es zumindest die Märchen aus Tausendundeiner Nacht und Erzählungen aus Lateinamerika. Einer deutschen Untersuchung aus dem 18. Jahrhundert zufolge kann Vanille sogar bei Impotenz helfen. Verantwortlich für die aphrodisierende Wirkung von Vanille sind Sexuallockstoffe, mit denen die Pflanze eigentlich nicht uns Menschen, sondern Insekten anziehen will.

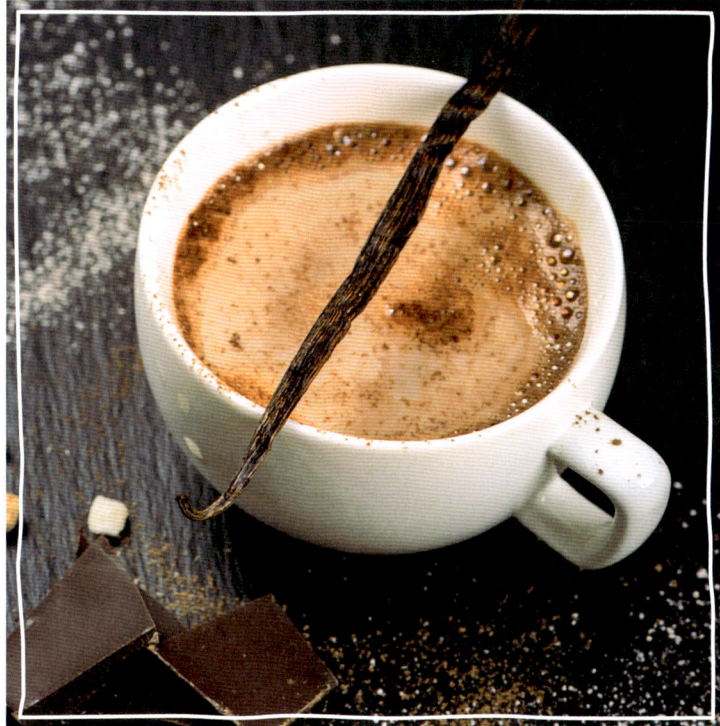

Vanille ist bei uns ein beliebter Geschmack für Eis, Pudding, Gebäck oder Pannacotta.

Das „Viagra aus dem Himalaya": Cordyceps sinensis

Wenn es mit der Lust oder Potenz nicht so recht klappen will, ist der als Heilpilz bekannte Raupenpilz (Cordyceps sinensis) eine Option. Wir haben ihn bereits im vorigen Kapitel kennengelernt. In der Traditionellen Chinesischen Medizin wird er schon seit Jahrhunderten als sexuelles Tonikum geschätzt – bis heute. Einer Untersuchung der medizinischen Fakultät der Universität Peking zufolge berichteten zwei von drei Testpersonen von einer verbesserten sexuellen Aktivität nach der Einnahme des Pilzes. Der zugrunde liegende Wirkmechanismus konnte noch nicht zur Gänze geklärt werden. In bisherigen Untersuchungen zeigte sich, dass sich Cordyceps über eine Aktivierung entsprechender Enzyme positiv auf den Testosteronstoffwechsel auswirkt. Das kann sowohl bei Frauen als auch bei Männern lustfördernd wirken. Statt mit Wasser können Sie Cordycepspräparate auch mit dem obigen damianahaltigen Tee einnehmen.

> **!**
>
> Eine chinesische Studie zeigte eine gesteigerte sexuelle Aktivität bei zwei Dritteln der Teilnehmer.

Zusammenfassung

Das Liebesleben kann eine reichhaltige Quelle für mehr Wohlbefinden und Vitalität sein. Es ist etwas Schönes, wenn Menschen sich diese gegenseitig schenken können. Einem nährenden Liebesspiel steht heutzutage manches im Wege, allem voran der Stress, der die notwendige Ruhe für die intimen Augenblicke nicht so recht aufkommen lassen will. Immer beliebter werden pflanzliche Mittel zur Steigerung von Lust und zur Bereicherung des Liebesspiels. Sie fördern nicht nur die Libido, sondern können auch für die notwendige Aufmerksamkeit, Energie und Entspannung sorgen. Ein Tee mit Damiana ist hier für beide Geschlechter eine gute Idee – ebenso der Genuss von Rohkakao. Wenn das nicht reicht oder Potenzprobleme der Lust im Wege stehen, ist die Einnahme von Cordyceps ein Versuch wert.

PFLANZLICHE IMMUNBOOSTER

Das Immunsystem benötigt viel Energie, wenn es aktiv ist. Wir merken das, wenn wir einen Infekt haben – wir fühlen uns ausgelaugt und niedergeschlagen. Unsere körperliche und geistige Leistungsfähigkeit bricht rapide ein. Viele lassen sich davon aber nicht aufhalten, ganze zwei Drittel der Deutschen gehen auch schon mal krank zur Arbeit, wie eine 2018 durchgeführte Umfrage des Deutschen Gewerkschaftsbundes ergab. Fast die Hälfte der Befragten schleppte sich sogar mehr als eine Woche pro Jahr krank zur Arbeit. Der Arbeitsmarkt ist unsicherer geworden, so zwingt man sich lieber angeschlagen zu Leistung, als sich die notwendige Pause zu gönnen. Die meisten unterdrücken mit Medikamenten die akuten Krankheitssymptome wie Fieber, Schnupfen oder Husten. Diese sind für eine Heilung jedoch wichtig. Werden sie unterdrückt, kann sich die Krankheitsdauer und die Regeneration verlängern. In der Praxis erleben wir immer wieder, wie verschleppte und nicht ausgeheilte Infekte längere Phasen der Erschöpfung und Infektanfälligkeit nach sich ziehen.

> **!**
>
> Immer mehr Menschen schleppen sich krank an ihren Arbeitsplatz.

Heilpflanzen können unser Immunsystem auf vielerlei Wegen unterstützen. Sie können beispielsweise dafür sorgen, dass wir weniger anfällig für Infekte sind.

Infekten vorbeugen mit dem Purpur-Sonnenhut

Viele Krankheitserreger müssen darauf warten, bis wir geschwächt sind, so auch die Erreger von grippalen Infekten (Erkältung). Wenn uns nasskaltes Wetter oder der tägliche Stress die Kräfte rauben, fehlen diese für die Verteidigung unserer Schleimhäute.

Krankheitserreger haben dann leichtes Spiel. Ihrem Erfolg können wir mit pflanzlichen Immunstimulanzien entgegenwirken. Diese stärken die körpereigenen Abwehrkräfte und können uns damit vor Infektionen schützen.

Der in den USA beheimatete Purpur-Sonnenhut (Echinacea purpurea) zählt zu den bekanntesten pflanzlichen Immunstimulanzien. Seine besonderen Mehrfachzucker aktivieren die in unserem Körper patrouillierenden Fresszellen. Diese Abwehrzellen alarmieren den Rest des Immunsystems und können damit für eine schnelle Eindämmung der Infektion sorgen. Die Arbeit des Immunsystems unterstützt der Sonnenhut auch durch seine antiviralen und antibakteriellen Eigenschaften. Seine Wirkung auf den Verlauf von Erkältungen beurteilte die Europäische Arzneimittelagentur (EMA) 2014 nach Sichtung der Studienlage positiv.

Sonnenhut kann uns helfen, wenn wir das Gefühl haben, dass eine Erkältung sich anbahnt. Diese kann sich durch eine plötzliche starke Erschöpfung, durch Frösteln oder Kratzen im Hals äußern.

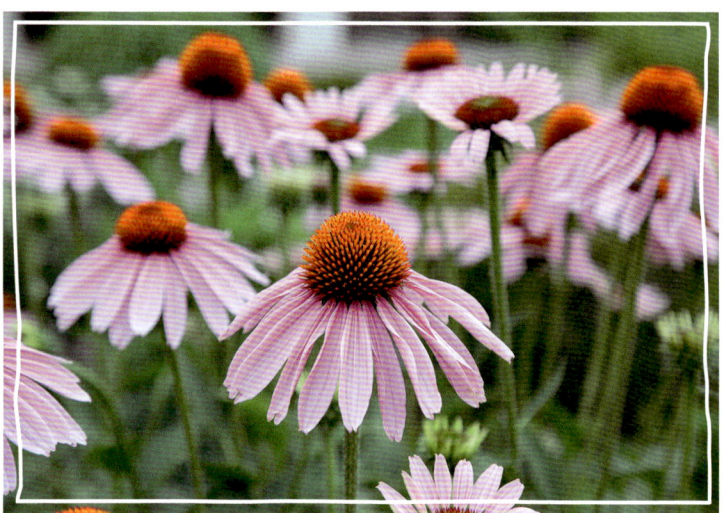

Schon die Indianer Nordamerikas nutzten den Purpur-Sonnenhut bei fieberhaften Erkrankungen.

Wie anwenden?

Als besonders wirksam hat sich die Einnahme von Echinacea-Frischpflanzensäften (z. B. *Echinacinsaft* von Madaus oder *Echinacea ratiopharm Liquidum*) erwiesen. Diese können zur kurzzeitigen Vorbeugung und Behandlung von Erkältungskrankheiten eingesetzt werden.

Infekte ausheilen und die Regeneration unterstützen

Eine Erkältung kommt immer zum falschen Zeitpunkt – entweder wenn wir unter hohem Stress stehen oder während einer arbeitsfreien Zeit entspannen. Dass wir dann schnell wieder zu Kräften kommen wollen, ist verständlich. Dabei sollten wir aber nichts überstürzen und dem Körper die notwendige Zeit für das Ausheilen des Infektes gönnen. Sonst kann das die Erkrankungs- und Regenerationszeit unnötig verlängern. Heilpflanzen helfen uns bei dieser nicht einfachen Aufgabe. Sie können dafür sorgen, dass wir zur Ruhe kommen und uns schnell wieder erholen. Daneben können sie unser Abwehrsystem unterstützen.

Die folgende Teemischung berücksichtigt all diese Aspekte. In ihr finden sich die Blüten vom Holunderbusch (Sambucus nigra), diese unterstützen unser Abwehrsystem mit ihren schleimlösenden, entzündungshemmenden und schweißtreibenden Eigenschaften. Die Blätter des Spitzwegerichs (Plantago lanceolata) wirken antibiotisch und lindern durch ihre Schleimstoffe Hustenreiz und Halsschmerzen. Die Blüten des Mädesüß (Filipendula ulmaria) lindern durch ihre natürlichen Salizylverbindungen Fieber, Kopf- und Gliederschmerzen. Die vierte Zutat für unseren Erkältungstee kennen Sie schon aus dem vorherigen Abschnitt: Damiana. Das mag Sie vielleicht überraschen, schließlich haben Sie den gelb blühenden Strauch als aphrodisierende Heilpflanze

> **!**
>
> Damiana kräftigt bei Infektionen, löst zähen Schleim in den Atemwegen und bekämpft Krankheitserreger.

> **!**
>
> Die beruhigende Wirkung von Taigawurzel und Passionsblume sorgt für die nötige Ruhe und Gelassenheit.

kennengelernt. Doch wie die meisten Heilpflanzen ist auch Damiana nicht einseitig, sie wird in Mittelamerika traditionell auch zur Behandlung von Atemwegsinfektionen eingesetzt. Bei diesen kann sie aufgrund ihrer ätherischen Öle hilfreich sein, Cineol etwa wirkt schleimlösend, Thymol gegen Krankheitserreger.

Daneben sind die kräftigenden Eigenschaften von Damiana von Vorteil bei Infekten. Sie können die Erschöpfung lindern und zur schnelleren Genesung beitragen. Unterstützt wird diese Wirkung im Tee durch die Taigawurzel, die Sie in diesem Buch auch in unserem Lerntee finden (Seite 73). Die Taigawurzel stärkt außerdem die Abwehrkräfte und erhöht unsere seelische und körperliche Belastbarkeit. Sie kann dafür sorgen, dass wir uns während eines Infektes weniger gestresst fühlen, was wiederum unserer Genesung nützt. Passionsblumenkraut verstärkt die entspannende Wirkung des Tees und kann zudem bei Husten, infektbedingter Schlaflosigkeit und Schmerzen hilfreich sein. Die Meerrettichwurzel ergänzt die Teemischung mit ihren Senfölen, die z. B. auch im pflanzlichen Antibiotikum *Angocin* enthalten sind. Meerrettichsenföle hemmen Bakterien und Viren und wirken entzündungshemmend. Im Unterschied zu herkömmlichen schulmedizinischen Antibiotika schonen sie die Darmflora und sind auch gegen multiresistente Keime wirksam.

> ### Erkältungstee
> Bestellen Sie sich in einer Kräuterapotheke folgende Mischung:
> - Holunderblüten (Sambucus, Flores): 10 g
> - Mädesüßblüten (Filipendula, Flores): 15 g
> - Spitzwegerichblätter (Plantago lanceolata, Folia): 25 g
> - Damianablätter (Damiana, Folia): 25 g
> - Passionsblumenkraut (Passiflora, Herba): 25 g
> - Meerrettichwurzel (Armoracia, Radix): 25 g
> - Taigawurzel (Eleutherococcus, Radix): 35 g
> - Zitronenschale (Citrus, Pericarpium): 45 g

Übergießen Sie bis zu dreimal täglich 1 EL der Teemischung mit einem Viertelliter siedendem Wasser und lassen Sie sie zugedeckt 20 Minuten lang ziehen. Trinken Sie den Tee ungesüßt vor den Mahlzeiten.

Anhaltende Energielosigkeit nach einer Infektion

Nach Viruserkrankungen ist es nicht untypisch, dass sich Betroffene auch Wochen nach dem Abklingen der Krankheitssymptome kraft- und lustlos fühlen. Dies kann bei Erkältungen, aber auch bei Infektionen mit anderen Viren wie dem Epstein-Barr-Virus auftreten. Auch wenn es schwerfällt, ist es hier wichtig, Ruhe zu bewahren. Einzelne Studien zeigen, dass adaptogene Heilpflanzen wie Rosenwurz oder Taigawurzel bei solchen anhaltenden Erschöpfungszuständen nach einer Viruserkrankung hilfreich sein können. Der Rosenwurz kann z. B. bei geistigen Beeinträchtigungen wie Konzentrationsstörungen der Vorzug gegeben werden; der Taigawurzel, wenn körperliche Symptome überwiegen. Ist dies nicht ausreichend, ist die zusätzliche Einnahme von Cordyceps eine Option. Der Pilz hat sich als Kräftigungsmittel auch nach Erkrankungen bewährt.

!

Adaptogene Heilpflanzen können bei postviraler Erschöpfung hilfreich sein.

Wie anwenden?

Die Taigawurzel lässt sich einfach in Form des Präparates *Eleu Curarina* einnehmen. Empfehlenswerte Rosenwurzpräparate bieten u. a. die Firmen Dr. Willmar Schwabe (*Vitango*) oder Dr. Loges (*rhodioLoges*). In Deutschland ansässige Hersteller wie Hawlik oder Zein-Pharma vertreiben qualitativ hochwertige Cordycepsprodukte mit dem Spezialextrakt Cordyceps CS-4.

ANHANG

Gegenanzeigen, unerwünschte Wirkungen und Wechselwirkungen

HEILPFLANZE	GEGENANZEIGEN	UNERWÜNSCHTE WIRKUNGEN	MÖGLICHE WECHSEL- WIRKUNGEN
Ashwaganda	Schwangerschaft, Stillzeit, Autoimmunerkrankungen	keine bekannt	Beruhigungsmittel, Immunsupressiva
Augentrost	keine bekannt	keine bekannt	keine bekannt
Baldrian	Kleinkinder, Schwangerschaft, Stillzeit	keine bekannt	keine bekannt
Basilikum	keine bekannt	keine bekannt	keine bekannt
Bitterorange	keine bekannt	keine bekannt	keine bekannt
Buchweizen	keine bekannt	keine bekannt	keine bekannt
Cannabidiol (CBD)	Schwangerschaft, Glaukom, Leberschaden	Müdigkeit	beeinflusst die Enzyme CYP2C9, CYP2C19, CYP3A4 und CYP2D6; Medikamente, die darüber verstoffwechselt werden, könnten dadurch stärker wirken: u. a. Diclofenac, Warfarin oder Haloperidol
Damiana	Schwangerschaft, Stillzeit, Überempfindlichkeit gegen Damianablätter	keine bekannt	keine bekannt
Eisenkraut	keine bekannt	keine bekannt	keine bekannt
Goldmohn	keine bekannt	keine bekannt	keine bekannt
Hafer	keine bekannt	keine bekannt	keine bekannt
Holunderblüten	keine bekannt	keine bekannt	keine bekannt

HEILPFLANZE	GEGENANZEIGEN	UNERWÜNSCHTE WIRKUNGEN	MÖGLICHE WECHSEL-WIRKUNGEN
Hopfen	Allergie gegen Hopfen	keine bekannt	keine bekannt, theoretisch aber möglich bei Medikamenten, die über das Enzym Cytochrom P450 verstoffwechselt werden
Ingwer	Schwangerschaft, Gallensteinleiden	keine bekannt	keine bekannt
Jasmin	keine bekannt	keine bekannt	keine bekannt
Johanniskraut	schwere depressive Episode, Lichtüberempfindlichkeit	Müdigkeit, Unruhe, phototoxische Hautreaktionen	u. a. Blutgerinnungshemmer, Antidepressiva, orale Verhütungsmittel, Methadon, Theophyllin
Kaffee	Magen- und Zwölffingerdarmgeschwür; während der Schwangerschaft nur mit ärztlichem Einverständnis; Vorsicht bei Schilddrüsenüberfunktion, Leberzirrhose, Herzrhythmusstörungen, Angsterkrankungen	Einschlafstörungen, Unruhe, Nervosität	Psychoanaleptika wie Methylphenidat, Sympathomimetika, Beruhigungsmittel wie Barbiturate, koffeinhaltige Getränke und Medikamente
Kurkuma	Verschluss der Gallenwege; bei anderen Erkrankungen der Galle nur mit ärztlichem Einverständnis anwenden	keine bekannt	möglicherweise mit Blutgerinnungshemmern
Mädesüß	Überempfindlichkeit gegenüber Mädesüß, Salizylaten oder Salizylsäure	keine bekannt	möglicherweise mit Blutgerinnungshemmern
Majoran	keine bekannt	keine bekannt	keine bekannt

HEILPFLANZE	GEGENANZEIGEN	UNERWÜNSCHTE WIRKUNGEN	MÖGLICHE WECHSEL-WIRKUNGEN
Mate	keine bekannt	keine bekannt	keine bekannt
Meerrettich	Magen- und Darmge-schwüre, entzündliche Darmerkrankungen	keine bekannt	keine bekannt
Melisse	keine bekannt	keine bekannt	keine bekannt
Passionsblume	keine bekannt	keine bekannt	keine bekannt
Rohkakao	während der Schwanger-schaft; bei Erkrankungen des Herzkreislaufsystems und bei psychischen Erkrankungen nur mit ärztlichem Einverständnis anwenden; Allergie gegen Kakaoprodukte	kann Migräneanfälle auslösen und die Pulsfrequenz erhö-hen; nach rausch-haften Erlebnissen sind Stimmungstiefs möglich; bei Dosie-rungen über 100 g treten bisweilen Kopfschmerzen, Herzrasen und Au-genflimmern auf; die Bitterstoffe kön-nen Übelkeit auslö-sen	Monoaminooxidasehem-mer (MAO-Hemmer)
Rosenwurz	Bluthochdruck, Erre-gungszustände, während der Schwangerschaft; bei Erkrankungen des Herzkreislauf-Systems und bei psychischen Erkrankungen nur mit ärztlichem Einverständnis anwenden	bei Überdosierung sind erhöhte Reizbarkeit und Schlaflosigkeit möglich	hemmt das Enzym CYP2C9; Medikamente wie Warfarin, die darüber verstoffwechselt werden, könnten dadurch stärker wirken
Rosmarin	Schwangerschaft	keine bekannt	keine bekannt

HEILPFLANZE	GEGENANZEIGEN	UNERWÜNSCHTE WIRKUNGEN	MÖGLICHE WECHSEL-WIRKUNGEN
Safran	Schwangerschaft	Überdosierung kann die Blutgerinnung beeinflussen	keine bekannt
Salbei	Stillzeit	keine bekannt	keine bekannt
Sonnenblume	keine bekannt	keine bekannt	keine bekannt
Spitzwegerich	keine bekannt	keine bekannt	keine bekannt
Taigawurzel	Bluthochdruck	Schlafstörungen, Unruhe	möglicherweise mit Blutgerinnungshemmern
Weißdornblätter und -blüten	Überempfindlichkeit gegenüber Weißdorn oder seinen Inhaltsstoffen	keine bekannt	keine bekannt
Yohimbe	bei Erkrankungen des Herzkreislaufsystems nur mit ärztlichem Einverständnis anwenden	erhöhte Erregbarkeit, Schlaflosigkeit	keine bekannt
Ysop	keine bekannt	keine bekannt	keine bekannt
Zitrone	keine bekannt	keine bekannt	keine bekannt

Generell sollten die von uns empfohlenen Heilpflanzen bei Kindern unter zwölf Jahren und während der Schwangerschaft oder Stillzeit nur nach Rücksprache mit einer Ärztin oder einem Arzt eingenommen werden.

Zum Weiterlesen

Schluss mit dem täglichen Weltuntergang von Maren Urner, Droemer Verlag, 2019. Eine Neurowissenschaftlerin und Publizistin zeigt, wie die Newsflut uns schwächt und was wir dagegen tun können.

Verletzlichkeit macht stark: Wie wir unsere Schutzmechanismen aufgeben und innerlich reich werden von Brené Brown, Goldmann Verlag, 2017.

Mit Ernährung heilen: Besser essen – einfach fasten – länger leben. Neuestes Wissen aus Forschung und Praxis von Andreas Michalsen, Insel Verlag, 2019.

Stark wie ein Phönix: Wie wir unsere Resilienzkräfte entwickeln und in Krisen über uns hinauswachsen von Michaela Haas, O.W. Barth Verlag, 2015.

Tonglen. Der tibetische Weg, mit sich selbst und anderen Freundschaft zu schließen von Pema Chödrön, Arbor Verlag, 2016. Tonglen ist eine Meditationspraxis, die Liebe und Mitgefühl in den Mittelpunkt unseres Gewahrseins rückt.

Metta Meditation. Buddhas revolutionärer Weg zum Glück" von Sharon Salzberg, Arbor Verlag, 2018.

Das große Yin-Yoga-Buch von Bernie Clark und Nicole Meyer, Trias Verlag, 2018.

Das große Buch vom Schlaf: Die enorme Bedeutung des Schlafs – Beste Vorbeugung gegen Alzheimer, Krebs, Herzinfarkt und vieles mehr von Matthew Walker, Goldmann Verlag, 2018.

Der Biophilia-Effekt – Heilung aus dem Wald von Clemens G. Arvay, Ullstein Verlag, 2016.

Cannabis und Cannabidiol (CBD) richtig anwenden von Anne Wanitschek und Sebastian Vigl, humboldt Verlag, 2018.

Geführte Meditationen

So weit die Kraft des Herzens reicht – CD von Ayya Khema, Jhana Verlag im Buddha-Haus, 2009.

Achtsame Schritte der Liebe – CD von Ayya Khema, Jhana Verlag im Buddha-Haus, 2011.

Meditationspraxis: 14 grundlegende Übungen – CD von Jack Kornfield, Arkana Verlag, 2010.

Internetadressen

Verband der Achtsamkeitslehrenden
MBSR-MBCT: www.mbsr-verband.de
Hier finden Sie einen MBSR-Kurs in Ihrer
Nähe.

Bezugsquellen

Kräuterapotheken
Zietenapotheke Berlin
Großbeerenstraße 11
10963 Berlin
Tel. 030 5471690
www.zietenapotheke.de

Gethsemane Apotheke Berlin
Stargarder Straße 79
10437 Berlin
Tel. 030 44653370
www.gethsemane-apotheke.de

Schloss Apotheke Koblenz
Schlossstraße 17
56068 Koblenz
Tel. 0261 9882550
www.schloss-apotheke-koblenz.de

Hofapotheke St. Afra am Dom
Hoher Weg 11
86152 Augsburg
Tel. 0821 343470
www.hofapotheke-augsburg.de

Kronen Apotheke Wuppertal
Berliner Straße 45
42275 Wuppertal
Tel. 0202 265250
www.kronen-apotheke-wuppertal.de

Kräutershop
Kräuterkontor: www.kraeuterkontor.de

Rohkakao in „Zeremonienqualität"
Cacao Mama: www.cacaomama.com
Keith's Cacao: www.keithscacao.com
Heart Solution: www.heartsolution.de

CBD-reiche Nutzhanfblüten
Die Hanflinge: www.hanflinge.de
Café Canna Berlin: www.cafecanna.de

Die Heilung wächst vor der Haustür

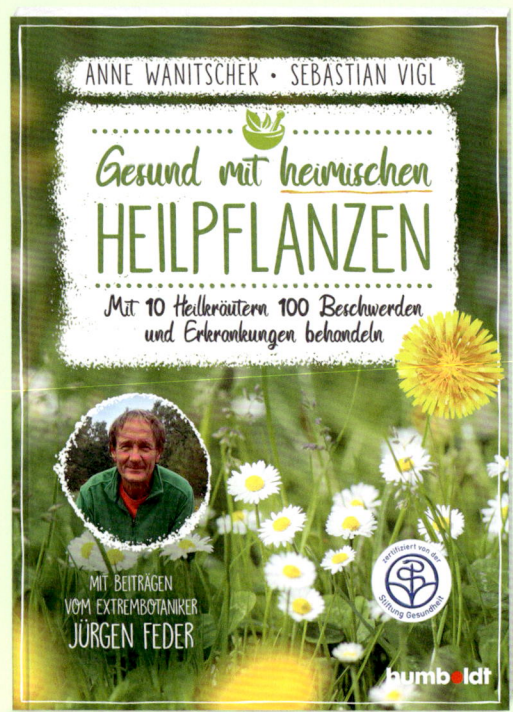

- Für die natürliche Hausapotheke: mit Tipps zum Finden, Sammeln und Weiterverarbeiten

- Lebendige Pflanzenporträts: 10 heimische Heilkräuter, die bei 100 Beschwerden und Erkrankungen helfen

- Mit Beiträgen von Jürgen Feder, Deutschlands bekanntestem Pflanzenexperten

- Die Autoren sind Heilpflanzenexperten mit jahrelanger Erfahrung

Anne Wanitschek · Sebastian Vigl

Gesund mit heimischen Heilpflanzen

240 Seiten
15,5 x 21,0 cm, Softcover
ISBN 978-3-86910-067-8
€ 19,99 [D] · € 20,60 [A]

Der Ratgeber ist auch als eBook erhältlich.

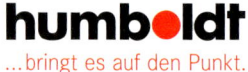
...bringt es auf den Punkt.

Cannabis als Medizin – verständlich und fundiert erklärt

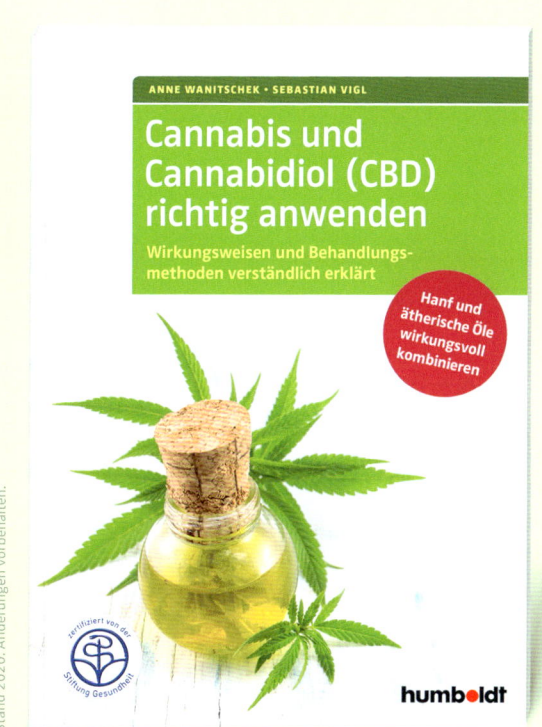

Stand 2020. Änderungen vorbehalten.

- So hilft die Heilpflanze Cannabis bei über 40 Erkrankungen und Beschwerden

- Die Autoren sind Heilpflanzenexperten mit jahrelanger Erfahrung und bloggen zum Thema Cannabis als Medizin

- Zertifiziert von der Stiftung Gesundheit

Anne Wanitschek · Sebastian Vigl

Cannabis und Cannabidiol (CBD) richtig anwenden

128 Seiten, Softcover
15,5 x 21,0 cm
ISBN 978-3-8426-2989-9
€ 16,99 (D) / € 17,50 (A)

Der Ratgeber ist auch als eBook erhältlich.

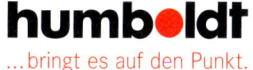

...bringt es auf den Punkt.

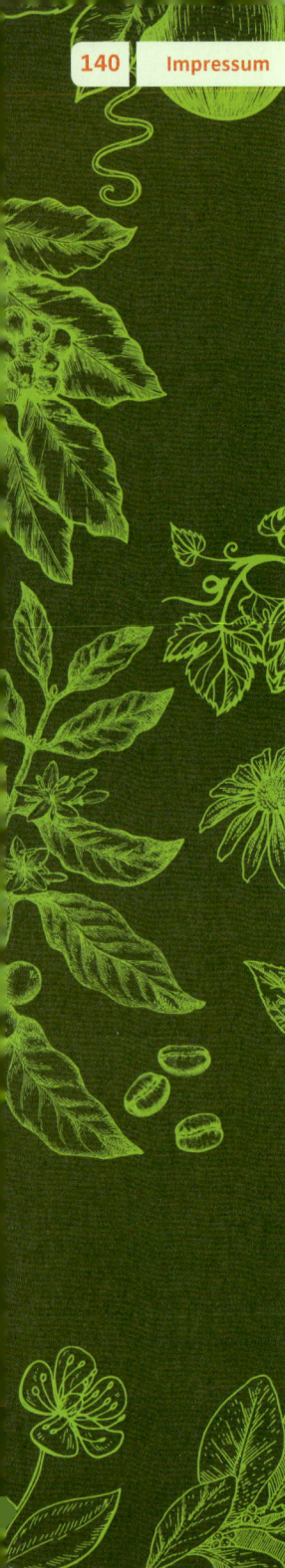

Bibliografische Information der Deutschen Nationalbibliothek
Die Deutsche Nationalbibliothek verzeichnet diese Publikation in der deutschen
Nationalbibliografie; detaillierte bibliografische Daten sind im Internet über
http://dnb.ddb.de/ abrufbar.

ISBN 978-3-8426-2938-7 (Print)
ISBN 978-3-8426-2939-4 (PDF)
ISBN 978-3-8426-2940-0 (EPUB)

Abbildungen:
Titelmotiv: Shutterstock – Valery121283, Helena-art, mamita, Olga Lobareva,
MoreVector, Vectorgoods studio, Epine, aniok, SpicyTruffel, Jka, Rina Oshi
Shutterstock: 1, 2, 3, 4, 5, 6, 8/9, 42/43, 140
Stock.adobe.com: Alp Aksoy: 13; ALF photo: 14/15; katinkah: 52; Subbotina Anna: 57;
tilialucida: 60, HandmadePictures: 63, renatehenkel: 64; Profotokris: 70; alisseja: 71;
Sebastian Duda: 84; Natali: 93; fotolesnik: 96; Pixelmixel: 98; viperagp: 100;
Ruckszio: 107; ThKatz: 111; avijit: 122; happy_lark: 125; fragolini: 128

Originalausgabe
© 2020 humboldt
Die Ratgebermarke der Schlüterschen Verlagsgesellschaft mbH & Co. KG
Hans-Böckler-Allee 7, 30173 Hannover
www.humboldt.de
www.schluetersche.de

Lektorat: Pepe Peschel, PEPE Die Redaktion für Gesundheit & Medizin, München
Layout: Groothuis, Lohfert, Consorten, Hamburg
Covergestaltung: ZERO, München
Satz: Die Feder, Konzeption vor dem Druck GmbH, Wetzlar
Druck und Bindung: Gutenberg Beuys Feindruckerei, Langenhagen